儿童肾脏病知识百问

主　审　丁　洁
主　编　贾玉静
副主编　黄　玲

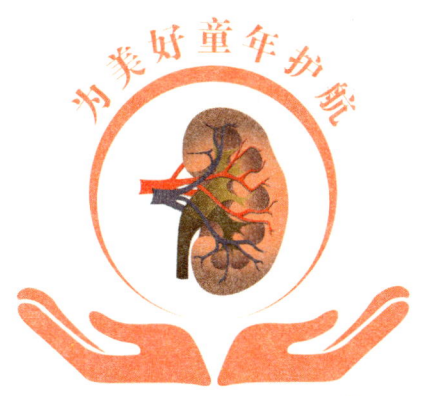

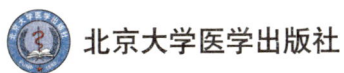

北京大学医学出版社

ERTONG SHENZANGBING ZHISHI BAIWEN

图书在版编目（CIP）数据

儿童肾脏病知识百问 / 贾玉静主编 . -- 北京：北京大学医学出版社，2014.10
ISBN 978-7-5659-0921-4

Ⅰ. ①儿… Ⅱ. ①贾… Ⅲ. ①小儿疾病—肾疾病—诊疗—问题解答 Ⅳ. ① R726.92-44

中国版本图书馆 CIP 数据核字（2014）第 197670 号

儿童肾脏病知识百问

主　编：贾玉静
出版发行：北京大学医学出版社
地　　址：（100191）北京市海淀区学院路 38 号 北京大学医学部院内
电　　话：发行部 010-82802230；图书邮购 010-82802495
网　　址：http://www.pumpress.com.cn
E-mail：booksale@bjmu.edu.cn
印　　刷：北京圣彩虹制版印刷技术有限公司
经　　销：新华书店
责任编辑：李娜　郭红燕　　责任校对：金彤文　　责任印制：李啸
开　　本：889 mm×1194 mm　1/32　印张：6.75　字数：194 千字
版　　次：2014 年 10 月第 1 版　2014 年 10 月第 1 次印刷
书　　号：ISBN 978-7-5659-0921-4
定　　价：35.00

版权所有，违者必究
（凡属质量问题请与本社发行部联系退换）

本书由
北京大学医学科学出版基金
资助出版

编委名单

（按姓氏汉语拼音排序）

丁　洁（北京大学第一医院儿科）

杜思倩（北京大学第一医院药剂科）

管　娜（北京大学第一医院儿科）

黄　玲（云南省曲靖医学高等专科学校儿科）

贾玉静（北京大学第一医院儿科）

刘景诚（北京大学第一医院儿科）

刘晓宇（北京大学第一医院儿科）

王　芳（北京大学第一医院儿科）

王　兰（北京大学第一医院腹透中心）

肖慧捷（北京大学第一医院儿科）

杨霁云（北京大学第一医院儿科）

姚　勇（北京大学第一医院儿科）

张宏文（北京大学第一医院儿科）

钟旭辉（北京大学第一医院儿科）

序

肾脏病是儿童时期较为常见的疾病,尤其是近年来发病率有明显上升的趋势。在20世纪80年代,肾病综合征占儿童肾脏病的2%;90年代上升为3%;到21世纪初,发现肾病综合征占儿童肾脏病的百分比已达到4.8%。2002年,我国对21个省市22万名2~14岁的健康儿童进行尿筛查,发现有6571例尿异常患者,其中各类泌尿系统疾病1901例,占筛查总数的8.64‰。以我国有3亿6千万儿童计算,则有300余万肾脏病患儿,其中包含泌尿道感染、肾病综合征、各种原发及继发性肾小球肾炎等。虽然随着医疗水平的不断进步,越来越多的儿童肾脏病可以被治愈,或者即使不能彻底治愈,也可以使肾功能在相当长的时期内保持在一个较平稳的水平。当然也有一部分儿童肾脏病迁延反复,治疗难度较大,导致预后不佳。但不论结局怎样,儿童肾脏病属于慢性疾病,对于儿童肾脏病的诊疗和护理都是一个长期的过程。如果能给予孩子规范的治疗及科学的护理,则对肾脏病儿童的预后和转归、减少家长和儿童的身心压力、减轻家庭及社会的经济负担大有益处。

儿童肾脏病学是近些年来得到长足发展的一门学科。临床检测手段、诊断治疗方法日益丰富。在医疗水平迅猛发展的前提下,对儿童肾脏病的护理也提出了更高的要求。由于儿童肾脏病的病程具有慢性、长期的特点,因此对儿童肾脏病的护理显得尤为重要。《儿童肾脏病知识百问》正是为了适应这种需求而编写的,是适用于广大肾脏病儿童及家长的一本科普书籍,可供肾脏病儿童及家长学习和参考，对从事儿科肾脏病专业的医护人员也有指导意义。

本书的编者主要来自北京大学第一医院儿科肾脏专业组，他们在儿童肾脏病的诊断、治疗以及科研方面都处于国内领先地位。他们尤其重视对肾脏病儿童及家长的健康知识宣教工作。每季度定期举办一次"肾宝宝乐园俱乐部"集体讲座活动，由儿童肾脏病学医学专家、护士就儿童及家长关心的问题予以讲解，此项活动得到了广大肾脏病儿童及家长的认可和欢迎。我们将历次讲座活动的内容及家长关心的问题经过汇总、分类、提炼，在此基础上编写出这本《儿童肾脏病知识百问》科普读物。

本书注重根据儿童不同年龄阶段的特点来提出护理知识重点，全书始终贯穿理论与实践相结合的宗旨。语言通俗易懂，易于理解和操作。相信会对广大肾脏病儿童和家长有很大帮助。

丁 洁

国际儿科肾脏病学会理事

中华医学会儿科学分会肾脏学组组长

北京大学第一医学院副院长

2014年5月

前言

肾脏病是儿童时期的常见疾病。近年来随着医疗水平的不断发展，治疗儿童肾脏病的方法也日益丰富，很多难治性肾脏病的治愈率大大提高。但是，不可否认的是肾脏病终究是属于慢性疾病，大多数都具有病程长和易复发的特点。俗话说：三分治七分养。科学的护理对儿童肾脏病的预后尤为重要。我们看到，虽然儿童肾脏病的治疗水平在迅猛提高，但相应的家庭护理方面，以及家长对儿童肾脏病护理的认知方面仍存在不同程度的局限性，因为儿童毕竟是一组不同于成年人的特殊群体，处在快速的生长发育期，无论是生理还是心理的变化都是比较活跃的。当得知孩子患了肾脏病以后，家长往往会由于恐慌而感到无所适从。经过多年的临床观察，我们深刻体会到应该有一本专门介绍如何做好儿童肾脏病家庭护理方面的相关书籍，以适应儿童肾脏病家庭护理的需要。

本书在编写过程中非常注重以下几点：①始终谨记本书的大部分阅览对象是患肾脏病的儿童及家长，书中词汇非常大众化，较少使用医学专业用语。②本书侧重于儿童肾脏病护理知识的介绍，在护理上强调了应根据不同年龄段儿童的特点做好护理，而不能照搬成年人的护理模式。③注重实用性，无论是化验检查、饮食问题，还是专科护理方面都具有较强的实用性，且易于操作。④本书内容丰富，涵盖面较为广泛，对不同类型儿童肾脏病的日常护理、小儿肾脏病饮食的特殊性、专科护理要点、病情观察、用药的注意事项以及有关肾脏病的一些科普常识等均有介绍。⑤本书注重临床实践与家庭护理的密切结合，用临床实践的专业理论和操作技能指导家庭护理，相信对患病儿童及家长会有很大帮助。

本书的作者以北京大学第一医院儿科肾脏专业的医护工作者为主，他们一直从事临床一线工作，直接负责肾脏病儿童的诊治和护理，有着非常丰富的临床经验，其中包括资深的教授、主任医师、主治医生、护士长以及中青年科研骨干。

本书撰写过程中，得到了北京大学第一医院其他科室如成人肾脏科、腹透中心、药剂科、国家科技支撑计划"慢性肾脏病预警与防治研究——儿童筛查"课题组、首都医学发展科研基金"北京市城市与农村婴幼儿尿检异常状况分析研究"课题组的大力支持和帮助，在此我们表示由衷的感谢。

由于我们多年来都在从事儿科肾脏病的临床一线工作，因此对住院治疗的肾脏病儿童有更加丰富的治疗及护理经验，具备了比较完善的治疗、护理常规和流程。但由于每个儿童的家庭情况及病情变化是千差万别的，因此书中的内容难免会出现一些疏漏和不足，恳请广大读者给予指正和谅解。

贾玉静

北京大学第一医院儿科

肾脏病房护士长

2014年5月

目录

第一篇 肾脏病的基础知识 …… 1

1. 儿童泌尿系统的解剖特点与成人有什么不同? …… 2
2. 肾的结构是什么样的? …… 3
3. 肾有哪些重要的生理功能? …… 5
4. 我们日常所说的"肾"和中医所说的"肾"是一个概念吗? …… 8
5. 导致孩子得肾脏病的主要因素有哪些? …… 8
6. 肾脏病的早期症状有哪些? 怎样才能发现孩子得了肾脏病? …… 9
7. 如何正确护理肾脏病患儿? 护理过程中易出现哪些误区? …… 11
8. 为什么从小就要注意保护孩子的肾? …… 14
9. 如何更好地爱护孩子的泌尿系统? …… 16
10. 婴幼儿常会得哪几类泌尿系统疾病? …… 18
11. 肾脏病会对孩子产生什么样的影响? …… 20
12. 正常儿童每天的排尿次数是多少? 正常尿量是多少? …… 22
13. 何为少尿、无尿和多尿? 引起少尿、无尿和多尿的常见原因有哪些? …… 23
14. 什么是遗尿? …… 24
15. 什么是胡桃夹现象? …… 26
16. 肾脏病一定会有腰痛吗? …… 28
17. 儿童肾脏病的常见症状有哪些? …… 29
18. 肾脏病可以预防吗? …… 30
19. 感冒和肾脏病有关联吗? 怎样预防感冒? …… 31
20. 孩子得了肾脏病还能上学吗? …… 33
21. 如何洗手才最清洁? …… 34
22. 肾脏病患儿为什么要定时称量体重? 如何才能做到准确称量体重? …… 35
23. 如何正确测量血压? …… 37

24. 肾脏病患儿家长如何更好地与医务人员沟通? ……………………………… 39
25. 肾的一般保健需要注意些什么? …………………………………………… 40
26. 如何消毒肾脏病患儿的房间及日常用品? ………………………………… 42

第二篇 疾病与护理 ……………………………………………………………… 45

27. 急性肾小球肾炎的常见并发症有哪些? 如何预防及处理? ……………… 46
28. 急性链球菌感染后肾小球肾炎的患儿如何做好休息与活动的护理? …… 49
29. 什么是肾病综合征? ………………………………………………………… 50
30. 肾病综合征患儿到门诊复查时应做好哪些准备工作? …………………… 51
31. 如何预防肾病综合征患儿发生感染? ……………………………………… 54
32. 导致肾病综合征患儿疾病复发的常见原因有哪些? 如何预防? ………… 57
33. 肾病综合征患儿会并发哪些电解质紊乱? 当发生电解质紊乱时, 有
    哪些临床表现? 如何处理? ………………………………………………… 59
34. 引起肾病综合征患儿发生低血容量性休克的诱因有哪些? 如何处理? … 62
35. 引起肾病综合征患儿高凝状态及血栓、栓塞的原因有哪些? 会出现
    哪些临床表现? 如何处理? ………………………………………………… 64
36. 导致肾病综合征患儿发生急性肾衰竭的原因是什么? 出现急性肾衰
    竭时的临床表现是什么? 如何处理? ……………………………………… 66
37. 肾病综合征与肾小球肾炎的区别是什么? ………………………………… 68
38. 小儿泌尿道感染有何特点? ………………………………………………… 68
39. 为什么女孩比男孩更容易发生泌尿道感染? ……………………………… 69
40. 儿童泌尿道感染的常见病因有哪些? 常见的感染途径是什么? ………… 71
41. 护理泌尿道感染的患儿应注意什么? ……………………………………… 72
42. 如何预防患儿泌尿道感染? ………………………………………………… 74
43. 如何护理紫癜性肾炎的患儿? ……………………………………………… 75
44. 如何护理狼疮性肾炎的患儿? ……………………………………………… 76
45. 什么是尿毒症? 对孩子有什么影响? ……………………………………… 78

46. 慢性肾衰竭患儿出现皮肤瘙痒时怎么办? …………………………… 78

47. 为什么说腹膜透析是更加便捷的透析方式? …………………………… 80

48. 儿童腹膜透析护理中应注意哪些问题? …………………………… 82

49. 家长如何在家中为慢性肾衰竭患儿做腹膜透析? …………………… 84

50. 在日常生活中,家长如何护理高血压患儿? …………………………… 86

51. 孩子出现高血压症状时,应注意哪些问题? …………………………… 87

52. 当肾脏病患儿血压突然升高时,家长应该如何应对? ……………… 88

53. 肾脏病患儿的家庭护理及观察重点是什么? …………………………… 89

54. 肾脏病患儿日常护理中应注意些什么? ………………………………… 91

55. 硼酸坐浴的方法及重要性是什么? ……………………………………… 93

第三篇 检查与护理 …………………………………………………… 95

56. 为何说尿常规检查是及早察觉"潜伏"的肾脏病的简单方法? ……… 96

57. 如何正确留取尿液检查的标本? ………………………………………… 97

58. 何为晨尿?为什么要用晨尿留取尿标本?留晨尿前的注意事项是什么? ……… 98

59. 如何收集24小时尿蛋白定量标本?24小时尿蛋白定量检查有何临床意义? …………………………………………………………………… 99

60. 怎样正确解读尿常规结果? ……………………………………………… 100

61. 尿培养有何临床意义?如何收集尿培养标本? ………………………… 101

62. 肾脏病患儿为什么要做肾活检? ………………………………………… 102

63. 哪些情况下不宜做肾活检? ……………………………………………… 103

64. 哪些情况下需要做肾活检? ……………………………………………… 103

65. 肾活检的成功率有多高?会出现什么并发症? ………………………… 104

66. 肾脏病患儿行肾穿刺术(肾活检)的护理常规内容有哪些? ………… 106

67. 肾脏病患儿经皮肾穿刺活检术后如何改变强迫体位为舒适体位? … 109

68. 诊断早期肾脏病的主要依据是什么? …………………………………… 113

69. 为什么肾脏病患儿尿液中会出现泡沫? ………………………………… 115

70. 什么是蛋白尿（尿蛋白）？蛋白尿（尿蛋白）有哪些临床症状？它的严重危害是什么？ 116

71. 什么样的蛋白尿与肾脏病有关？ 117

72. 肾脏病出现的水肿与其他疾病出现的水肿有哪些不同？ 120

73. 单纯依靠尿的颜色能否判定血尿？ 121

74. 什么是血尿？ 122

75. 引起血尿的原因有哪些？ 123

76. 孩子出现血尿该怎样护理？ 125

第四篇 用药与护理 127

77. 药物会损伤肾吗？ 128

78. 哪些药物容易引起肾损害？ 129

79. 醋酸泼尼松（强的松）治疗期间会出现哪些不良反应？ 131

80. 糖皮质激素治疗期间的注意事项是什么？ 133

81. 甲泼尼龙冲击治疗肾脏病副作用的临床表现有哪些？如何护理？ 137

82. 环磷酰胺（C.T.X）治疗期间会出现哪些不良反应？ 142

83. 环磷酰胺（C.T.X）治疗期间的注意事项是什么？ 143

84. 环孢素（环孢霉素A）治疗期间的不良反应是什么？ 144

85. 环孢素治疗期间的注意事项是什么？ 145

86. 来氟米特（爱诺华）治疗期间会出现哪些不良反应？ 146

87. 来氟米特（爱诺华）治疗期间的注意事项有哪些？ 147

88. 福辛普利钠（蒙诺）治疗期间会出现哪些不良反应？ 148

89. 福辛普利钠（蒙诺）治疗期间的注意事项是什么？ 150

90. 他克莫司（FK506）治疗期间有哪些不良反应？ 151

91. 他克莫司（FK506）治疗期间的注意事项有哪些？ 151

92. 吗替麦考酚酯（晓悉，霉酚酸酯，MMF）治疗期间会出现哪些不良反应？ 152

93. 吗替麦考酚酯（骁悉，霉酚酸酯，MMF）治疗期间的注意事项是什么? ……………… 153
94. 螺内酯（安体舒通）治疗期间会出现哪些不良反应? ………………… 154
95. 螺内酯（安体舒通）治疗期间的注意事项是什么? …………………… 155
96. 呋塞米（速尿）治疗期间会出现哪些不良反应? ……………………… 155
97. 呋塞米（速尿）治疗期间的注意事项有哪些? ………………………… 156
98. 对于服用降压药物的儿童要注意哪些问题? …………………………… 157

第五篇　饮食与护理 …………………………………………………………… 159

99. 如何掌握正常小儿每日每公斤体重所需的总热能? …………………… 160
100. 举例说明标准范围内的一日三餐摄入量。 …………………………… 161
101. 防治肾脏病在饮食方面应注意什么? ………………………………… 161
102. 肾病综合征患儿膳食中的其他注意事项有哪些? …………………… 162
103. 何为低脂、低胆固醇饮食? …………………………………………… 163
104. 何为低盐、无盐、低钠饮食? ………………………………………… 166
105. 什么食物含盐较多? 怎样才能做到既含盐少, 又能尽量保持食物的味道? ……………………………………………………………………… 167
106. 常见水果和常见食物的含水量如何? ………………………………… 168
107. 患肾脏病的儿童适当限制水、盐摄入的小技巧有哪些? …………… 170
108. 商店里买的水杯上面标的刻度准确吗? ……………………………… 171
109. 您如何才能知道是否较好地控制了肾脏病患儿的体液平衡? ……… 172
110. 肾病综合征的饮食原则是什么? ……………………………………… 173
111. 如何做到让肾病综合征患儿在服用足量激素期间能够维持一个良好的营养状态? ……………………………………………………………… 175
112. 肾病综合征患儿为什么要限制脂肪和胆固醇的摄入? 如何实施? … 177
113. 肾病综合征患儿能喝奶类吗? ………………………………………… 178
114. 大豆类及其制品属于优质蛋白质食品吗? 适合肾脏病患儿食用吗? … 180
115. 肾脏病患儿能吃鸡蛋吗? 怎样吃才科学? …………………………… 181

116. 肾脏病患儿能吃膨化食品吗? ……………………………………… 182
117. 肾脏病患儿能喝汤或粥吗?哪一种更适合肾脏病患儿? ……… 183
118. 肾脏病患儿适合吃酸辣、刺激性调味品吗? …………………… 185
119. 为什么医生会要求肾脏病患儿控制液体入量? ………………… 186
120. 如何做好急性链球菌感染后肾小球肾炎患儿的饮食护理? …… 187
121. 得了肾炎是否都要忌盐? ………………………………………… 189

附录 …………………………………………………………………… 191

附录一：0~18岁儿童身高、体重的百分位数标准值 …………… 192

附录二：各年龄心率平均值及范围（次/分）…………………… 194

附录三：各年龄平均血压 ………………………………………… 195

附录四：血液一般检查正常值 …………………………………… 197

主要参考文献 ………………………………………………………… 199

第一篇
肾脏病的基础知识

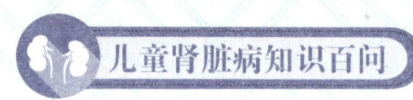儿童肾脏病知识百问

1. 儿童泌尿系统的解剖特点与成人有什么不同？

我们知道泌尿系统是由肾、输尿管、膀胱、尿道组成。肾位于腹膜后间隙、脊柱两侧。右肾的位置较左肾低。肾的下面接输尿管，肾所形成的尿液通过输尿管输送到膀胱，最后由尿道排出体外。小儿肾的结构特点和成年人是略有区别的：年龄越小，肾位置越低一些，婴儿肾下极甚至可低至髂嵴以下第4腰椎水平，通常到2岁后才达髂嵴以上，所以2岁以内消瘦的儿童在腹部容易触及肾。婴幼儿输尿管相对较长、弯曲，管壁肌肉及弹力纤维发育不良，容易扩张、受压、扭曲而导致梗阻、尿潴留而容易诱发泌尿系统感染。婴儿膀胱位置比成年人略高，当尿液充盈后，膀胱体积变大，顶部升

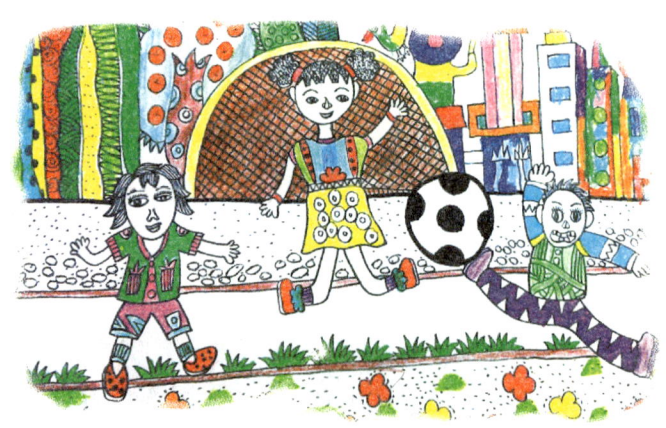

入腹腔，腹部检查时可触及充盈的膀胱，排空尿液后，膀胱又回到盆腔。新生儿膀胱容量很小，为20~50ml，成人一般为700ml左右，膀胱容量（ml）约为[年龄（岁）+2]×30。婴幼儿因膀胱容量本来相对就小，而婴幼儿的饮食主要以流质饮食（如牛奶、母乳）为主，含水量多，所以年龄越小，每日排尿次数相对越多。另外，尿道长短还存在性别差异，女孩尿道较短，新生女婴尿道仅长约1cm，性成熟期为3~5cm，外口暴露且接近肛门，易受粪便污染，这两个因素导致女孩逆行性尿路感染发生率远比男孩高。男孩尿道虽长，但常因包茎过长，尿垢积聚在此，也就是我们常说的"包皮垢"，很容易导致细菌繁殖，并通过尿道引起上行性细菌感染，因此保护好婴幼儿的尿道口，减少泌尿系统感染的发生是婴幼儿护理中的重要环节。平时应注意保持会阴部的清洁卫生，尽早穿满裆裤。在清洗会阴时，注意女孩由前向后用温水冲洗，免受粪便污染；男孩清洗时应尽量向上拉起包皮，清洗干净包皮处的尿垢。

2. 肾的结构是什么样的？

人体有左右两个肾，俗称"腰子"。肾的结构从外表看很像一粒豆子，位于脊柱两侧、腹膜后方。其大小、重量随年龄和性别而有所不同（前文已有阐述）。简单地说，肾是由肾单位、近血管球复合体以及肾间质、血管、神经等组成。两肾位置基本相同，只因右肾上方有肝，故位置略低于左肾。成年人左肾上极一般平第11胸椎，下极平第2腰椎，右肾的上下极则低于左肾的一个胸椎和腰椎（第12胸椎至第3腰椎），所以，背部12肋骨下方与骶棘肌外缘之间是肾的触诊区，小儿肾大小因年龄而有所不同。

肾的表面自内向外有三层被膜包绕，即纤维膜、肾周脂肪层、肾筋膜。

肾实际是由皮质和髓质组成（如图所示）。皮质位于表面，占肾实质的外1/3，内2/3为髓质。髓质由8～18个肾锥体组成，呈圆锥状，尖端朝向肾窦，形成肾乳头，底部朝向外侧，与皮质相连。根据其结构特点，髓质可分为内带和外带。皮质和髓质并非截然分开，皮质中有许多条髓质呈放射状插入，称皮质髓放线。髓放线之间的肾皮质称皮质迷路。部分肾皮质伸入

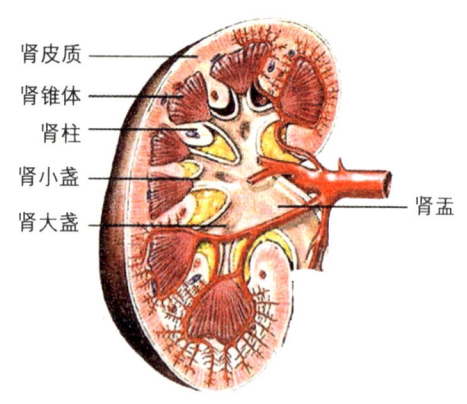

第一篇 肾脏病的基础知识

肾锥体之间,称为肾柱。

肾实质由肾单位和集合管组成。肾间质为少量结缔组织,内有血管、淋巴管及神经。肾单位是肾的基本结构和功能单位,是产生尿液的主要场所,每个肾有100多万个肾单位。肾单位由肾小体及其下属的近端肾小管、髓袢的降支和升支、远端肾小管组成。集合管由皮质集合管、外髓段集合管及内髓部集合管三部分组成,由数个肾单位的远端肾小管汇集而成,不属于肾单位的组成部分。

肾内缘中部凹陷,称为肾门,是血管、神经和输尿管出入的门户。肾门以内是肾实质围成的腔隙,称为肾窦。肾窦包括肾盂、肾盏、肾动脉及肾静脉的主要分支及它们周围的疏松结缔组织和脂肪组织。

3、肾有哪些重要的生理功能?

肾的生理功能至关重要,是体内排污清毒的重要器官。我们前面说过,肾是由肾单位、近血管球复合体以及肾间质、血管、神经等组成。其主要生理功能包括三个方面:肾小球的滤过功能,肾小管的重吸收、稀释和浓缩功能以及肾的内分泌功能。

第一,肾小球的滤过功能:肾小球是产生尿液的场所,通过排出尿液而排除由体外摄入或由体内代谢所产生的废物,其中含氮类废物如尿素、肌酐等多数由肾小球滤过排出。肾这一重要的生理功能维持了机体内环境的稳定。肾小球的滤过功能到2岁时才达成人水平。

第二,肾小管的生理功能:①重吸收功能:经肾小球滤过的物质并不全部排出体外,还要经过肾小管选择性的重吸收过程,肾小管会选择性地重吸收对机体"有用"的水、离子、葡萄糖及氨基酸等物质,从而维持人体正常的电解质平衡。②分泌功能:钾离子的排出基本不依赖于肾小球的滤过,可以从肾小球自由滤出,在近端小管几乎全部重吸收,又在远端小管和集合管分泌出来,从而保证钾离子水平的稳定。③尿液的稀释和浓缩功能:健康的肾能保持体液总量的恒定,尽管肾小球每日的滤过量很大,但近端肾小管却能够有选择性地对滤过液进行重吸收。因此,即使我们每天水的摄入量变化很大,但不论饮水多少,我们的体液量总能维持在一个恒定的水平,这都是肾小管的"功劳"。其中,主要是下丘脑分泌的抗利尿激素起着重要作用。当体内缺水时,血液浓缩,渗透压升高,刺激下丘脑释放抗利尿激素,经血循环到达远端肾小管和集合管,增加水的重吸收,造成尿浓缩,直接导致尿量减少而颜色加深;反之,当体内水分过多时,血渗透压下降,抗利尿激素分泌减少,肾小管和集合管对水的重吸收减少,导致尿稀释,尿量增多而颜色变浅。因此可以说,维持体内液体量稳定这一重要环节基本上都是由

第一篇 肾脏病的基础知识

肾小管来完成的。④维系机体的酸碱平衡：正常人体细胞外液pH为7.35～7.45，低于此值低限称为酸中毒，高于此值高限称为碱中毒。肾小管可通过重吸收碱性的HCO_3^-，分泌酸性的H^+和NH_3来调节机体代谢产生的酸性物质，保持机体的酸碱平衡。

第三，肾的内分泌功能：肾可产生许多内分泌激素，这些内分泌激素有着重要的生理作用。主要有：①肾素－血管紧张素系统，肾小球旁器可以产生肾素，通过肾素－血管紧张素系统调节血压；②肾合成的前列腺素（PG）具有调节神经内分泌及心脏、肾、消化、呼吸、血液、生殖等器官系统的多种生理功能，并能调节糖、脂肪、蛋白质、水盐代谢，参与各种疾病的发病机制；③激肽释放酶－激肽系统是维持血压平衡中降压系统的重要组成部分，它还具有调节肾血流量和水盐排泄的作用，并可通过与肾素－血管紧张素系统（RAS）以及一氧化氮之间的相互作用参与血压及肾功能的调节；④肾可分泌促红细胞生成素，其主要功能是促进红细胞的生成，当肾实质丧失，导致红细胞生成素减少时，可引起正细胞正色素性贫血，称为肾性贫血，常见于慢性肾衰竭。相反，若患有多囊肾、良性肾囊肿和肾癌时，可因红细胞生成素增多导致红细胞增多症。肾亦可分泌活化维生素D_3，对调节人体钙磷代谢，促进成骨起重要作用。总之，肾是机体内的重要器官，对维持机体内环境的稳定起着至关重要的作用。

4、我们日常所说的"肾"和中医所说的"肾"是一个概念吗？

有很多家长不太清楚西医所说的"肾"和中医所说的"肾"有什么区别，其实西医所说的"肾"和中医所说的"肾"有很大的差别。我们日常所说的"肾脏病"一般指的是西医所说的"肾"，它主要局限在肾器官本身，以及包括输尿管、膀胱、尿道在内的整个泌尿系统。其主要功能是通过排出尿液来清除体内的"有害物质"；保持体液平衡和电解质的平衡，从而使机体内环境处于稳定的状态（前文已详细介绍过）。而中医学所说的"肾"包括的范围比西医要大得多，除了泌尿系统之外，还包括了生殖功能和内分泌功能。我们有时听到中医所说的"肾虚"，其实和西医所诊断的肾炎、肾病综合征或肾衰竭是截然不同的，不能混为一谈。更不能病急乱投医，不轻信任何所谓的"偏方良药"，发现孩子有不适症状应及时到正规医院就诊、规范合理用药，以免延误病情。

5、导致孩子得肾脏病的主要因素有哪些？

由于肾脏病的发病机制非常复杂，有一些引起肾脏病的发病原因还不是很清楚，总的来说有以下四种因素：第一，

第一篇 肾脏病的基础知识

有些肾脏病与家族遗传等先天性因素有关，也就是说，某些家族遗传因素造就了这部分孩子的特殊体质。当他们到了肾脏病好发的年龄段，出现感染、心理压力增大等导致免疫功能紊乱的诱发因素时，就很容易患上肾脏病。第二，有些孩子属于先天性的肾发育不良，当他们到了一定的年龄段时会出现各种肾脏病的症状及肾功能的减退。第三，有些肾病则明显与后天因素密切相关，如环境污染，水和食物中的添加剂等有损健康的食物成分，经常服用有肾毒性的药物，不洁的卫生习惯使细菌由尿道口逆行侵袭泌尿系统而引起泌尿系统感染等，很容易造成肾实质性的损害。第四，长期作息不规律、精神紧张所产生的心理压力及过度的劳累使免疫功能紊乱，极度的肥胖，持续存在的高血压、高血脂、高血糖和高尿酸等都会累及肾，继而发生肾脏病。

总之，尽管有些类型的肾脏病的病因还没有完全搞清楚，但家族遗传、先天性肾发育不全、长期接触不良的环境和化学物质等多种因素都可能参与该病的发病机制。

6. 肾脏病的早期症状有哪些？怎样才能发现孩子得了肾脏病？

肾脏病的发病通常比较隐匿，有些症状不是很典型，易与其他疾病相混淆。有些孩子的肾脏病都是在学校或幼儿园

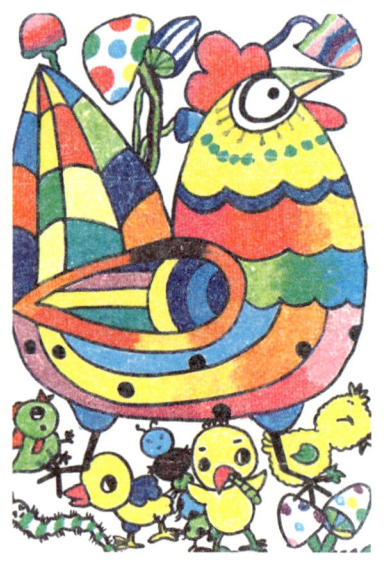

的例行体检中发现的,而在此之前家长浑然不知。因此,在日常生活中家长要加倍关注,保持足够的警惕性。其实,及时发现孩子得了早期肾脏病并不是一件很难的事情,我们建议您为孩子定期做尿液检查,尤其是肥胖、有家族史以及患有高血压、高血脂和高血糖的孩子更要注意。当孩子出现不明原因的水肿、面色及眼睑苍白、食欲减退、活动耐力下降,特别是当尿液出现混浊、血尿等外观异常时,应当想到有可能是肾"出了问题",应及时去儿童肾脏病专科门诊就诊。我们知道肾是尿液产生和滤过的场所,肾在健康状态下尿液是淡黄色且透明的;而且在做尿液检查时,如蛋白质、红细胞、白细胞等化验指标都应当是没有或极微量的。只有当肾发生病变时,尿中会出现这些成分,这些成分通过特定的仪器、试剂很容易就可以检测出来。此外,我们知道许多肾脏病都伴有血压升高,当孩子短期内出现不明原因的头晕、头痛,甚至视物不清等高血压的症状时,应当想到有没有发生

第一篇 肾脏病的基础知识

肾脏病的可能。

儿童是一类特殊的群体,他们对自身疾病的理解不同于成年人,尤其是年幼的儿童更是无法用准确的语言表达自身不适的感觉。因此,在生活中家长要给予足够的关注,不要等到症状已经很明显的时候才来就医而造成治疗延误。这就要求家长在日常生活中对肾脏病有充分的认识和足够的警惕性。平时注意观察孩子的血压、排尿次数、全天尿量、尿量昼夜比例的变化、尿色、有无眼睑和下肢的水肿。婴幼儿如果出现排尿时哭闹、外阴红肿,并反复出现无法解释的发热时,要马上带孩子去医院就诊,给孩子做尿液检查,做到早期发现、早期治疗。

7. 如何正确护理肾脏病患儿?护理过程中易出现哪些误区?

当今社会的各种媒体都很发达,人们很容易通过各种途径来获取所需要的信息。当确诊孩子患了肾脏病时,家长会通过咨询、网络、书籍等多方面来了解本病的防治及护理知识。由于肾脏病本身是慢性疾病,其发病机制及治疗、护理是非常复杂的,人们难免对于肾脏病的防治及护理存在一些误区,最常见的有:

(1) 因担心孩子水肿加重,一味限制水的摄入:肾脏病种类很多，不同种类肾脏病的护理要点是不同的。不是所有的肾脏病都需要限制孩子的饮水，我们要因病而异，有一些肾脏病如急性肾小球肾炎、肾病综合征在水肿期以及高血压时，因体液过多，适当限制水的入量对减轻水肿、降低血压是有帮助的，但不是无限期的限制，当孩子尿蛋白转阴、水肿消退、血压降至正常后，应恢复孩子的正常饮水。有些肾脏病不但不能控制饮水量，反而应鼓励孩子多饮水，如泌尿系统感染，只有多喝水才可以多排尿，起到冲洗尿道、保持尿道的清洁、减少局部细菌数量的作用，使泌尿系统感染得以控制。

（2）限制盐的摄入：的确绝大部分患肾脏病的儿童都应该给予低盐饮食，以免加重水肿。盐是我们日常生活中最常用的"调味品"，是我们每天饮食中必不可少的物质，没有盐会让人觉得饭菜"不好吃"而食欲下降。现在随着人们对饮食健康知识的了解越来越多，人们意识到，吃盐太多对身体不利，尤其是对患肾脏病的儿童，如急性肾小球肾炎、肾病综合征的儿童，吃盐过多容易导致血压升高、水肿加重，不利于疾病的康复。因此对于患肾脏病的孩子，家长都知道要给孩子提供低盐饮食。可有的家长在孩子的整个疾病过程中，都严格限制饮食中盐的摄入，这种做法是没有任何科学依据的。由于长期错误的限盐，使钠离子的摄入减少，最终导致孩子出现低钠血症，表现为厌食、乏力、懒言、嗜睡等

第一篇 肾脏病的基础知识

不适，严重者会出现血压下降、晕厥等不良反应。其实，对于急性肾小球肾炎、肾病综合征的儿童，在急性期限盐对减轻水肿、控制高血压是很有必要的；当孩子水肿消退、血压降至正常、尿蛋白转阴后，应恢复饮食中盐的摄入，以清淡饮食为主就可以了，但不建议摄入咸菜、腌菜等含盐多的食物。

（3）增加蛋白质的摄入：孩子患了肾脏病，免疫力下降，部分家长认为孩子"身体虚弱"，应补充营养以增强抵抗力，因此会给孩子多吃含蛋白质丰富的食物，如肉、鱼、鸡蛋、牛奶等高蛋白质食物，来增强孩子的体质。其实这是一个严重的认识误区，患肾脏病尤其是肾病综合征的儿童，由于大量的蛋白质从尿中丢失，血中的蛋白质下降，在疾病没有康复之前，孩子吃得越多，从尿中丢失的蛋白质越多，加重肾的负担，摄入越多、时间越长，对孩子的肾功能损害就越大。所以，对肾病综合征的患儿，应适当控制饮食中蛋白质食物的摄入量，尤其是有水肿、大量蛋白尿期间，更应减少含蛋白质食物的摄入。待尿蛋白转阴后，则可适当放宽对含蛋白质食物的摄入限制。有的家长容易矫枉过正，他们知道肾病综合征的患儿要求控制饮食中蛋白质的摄入，就很少或基本不给孩子吃肉、鱼、鸡蛋、牛奶等高蛋白质食物，由于长期过度限制，导致孩子生长发育受到影响。患儿是处在旺盛生长发育期的一类特殊群体，供给患儿适量的蛋白质食物，对患儿的生长发育是必要的。但值得一提的是，有些肾脏病如紫癜性肾炎的患儿是要避免吃鱼、虾、蛋、奶等高蛋白质食物，以防过敏。

（4）轻信民间的所谓偏方：一些家长认为偏方可以治大病，孩子患病后不及时到正规医院就诊，而是盲目尝试各种偏方，导致病情延误。另外，民间流传"吃啥补啥"，当孩子患了肾脏病，有的家长就给孩子吃动物肾如猪腰，其实这是一种错误的观念。动物内脏含胆固醇很多，对于血胆固醇增高的肾病综合征患儿来说，会导致血胆固醇进一步增高，加重患儿的高脂血症，对患儿的预后不利，所以肾脏病的患儿不建议吃动物肾。其实肾脏病的治疗和护理是一个比较漫长的过程，任何一种肾脏病都不是一朝一夕就能治好的。家长焦急的心情是可以理解的，但切莫有病乱投医，应该有耐心、细心，配合医生，遵医嘱服药。

不同类型的肾脏病、同一类疾病的不同阶段，其治疗方法是不同的。为了患儿能够得到更加科学的诊治，建议家长多与专业医护人员沟通，正确认识肾脏病。

8. 为什么从小就要注意保护孩子的肾？

由于现代医学诊疗技术的飞速发展，以及家长健康保健知识水平的不断提高，越来越多的儿童肾脏病得以被早期发

第一篇 肾脏病的基础知识

现。近年来，儿童肾脏病的发病率有逐年增高的趋势，而且发病年龄也在逐渐变小，这可能和环境因素的改变、生活水平的提高有一定的关系，如食物和水污染、长期接触有毒化学物质、体型肥胖、高血压等都是损伤肾的易感因素。那么怎样才能保护好孩子的肾，使其不会患上肾脏病呢？很多家长对此了解并不多。孩子像成人一样会患肾炎、肾脏

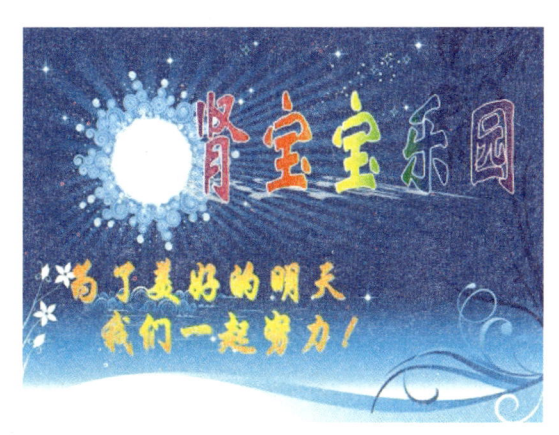

病、泌尿系统感染和尿毒症等，有些甚至比成人还多见。尤其是有一类肾脏病是儿童所特有的，如很多先天遗传性肾脏病，就仅见于儿童，且病情不易控制，呈缓慢进展的态势，预后欠佳，常可危及生命。

因此，从婴儿期开始，就要注意保护孩子的肾，特别要注意以下几点：

（1）家长要有足够的警惕性，因为孩子年幼，很少会主诉头痛、乏力、腰疼等不适，家长平时要密切关注孩子的面

色、食欲、排尿次数、排尿时有无哭闹以及尿液的改变。若家长没有足够的警惕性，一些早期症状极易被忽略。

（2）养成良好的生活和卫生习惯，不吃含添加剂过多的食物。

（3）保持孩子适中的体重，不要养成肥胖儿。

（4）如条件允许的话，可定期查尿常规，做到及早发现、及时治疗，可大大改善预后，避免病情迁延。

9. 如何更好地爱护孩子的泌尿系统？

整个泌尿系统对孩子的正常生长发育非常重要，它承担着机体的"清毒排污"功能。一旦出现问题，会引发严重的后果。那么，怎样才能更好地去保护孩子的泌尿系统呢？

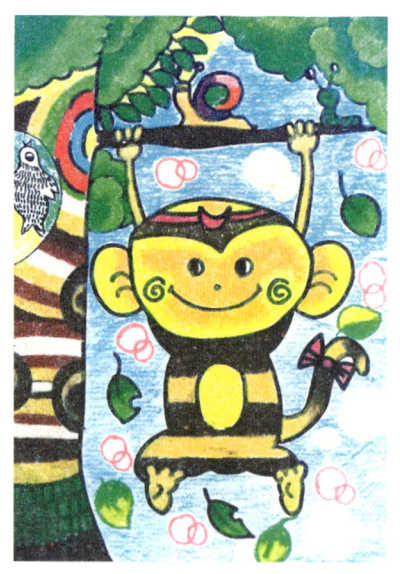

第一，要养成孩子多喝白开水的习惯，不能等到感觉特别渴了才想起喝水，因为充足的水量可

第一篇 肾脏病的基础知识

以使肾有足够的血液流过而产生尿液；另外，有了尿要及时排出，千万不要憋尿，憋尿能导致细菌在尿液里滋生，诱发炎症反应，造成泌尿道感染。所以，多喝水、不憋尿、及时排尿，就能够起到清洁尿道的作用，使身体的"排污渠道"时时畅通，不是一潭死水，而是一条流动不息的清泉。

第二，要让孩子注意饮食清淡，不要过咸及过于油腻，保持适当的体重，过于肥胖对保护肾无益。

第三，教会孩子养成良好的卫生习惯也很重要，可以最大限度地减少泌尿道感染的机会。婴幼儿应尽早穿满裆裤。每天都要清洗外阴，换内裤。男孩子如果有包皮长，清洗时一定别忘记把包皮尽量拉起来冲洗，以减少包皮垢的形成，引起上行性尿路感染。还有，孩子大便后擦拭肛门一定"从前往后"，千万别"从后往前"擦拭。

第四，俗话说"是药三分毒"，很多治疗疾病的药物都具有肾毒性，例如某些常见的抗生素、中草药等，会产生肾的毒副作用。家长要注意不能随便给孩子服用，如果需要也应该去正规医院，在医生指导下合理应用。

此外，还要注意有些其他器官、系统的疾病也会使肾受累，例如，扁桃体发炎化脓后可能引起急性肾小球肾炎，皮肤出过敏性紫癜后可能发生紫癜性肾炎等，要特别警惕。只有定期的观察、检查才能尽早发现问题。还有，如果怀疑或已确诊孩子患有肾脏病，一定及早到正规医院就诊，及时治疗，避免由于治疗延误使疾病迁延不愈而带入成年期。

10. 婴幼儿常会得哪几类泌尿系统疾病？

和成年人一样，婴幼儿常会得泌尿系统疾病，但婴幼儿易患的泌尿系统疾病种类和成年人是不同的。有的家长难免感到疑惑：孩子这么小，也会得泌尿系统疾病吗？是的，不论什么年龄的孩子都可以患各种各样的泌尿系统疾病。在刚出生的新生儿及1岁以内的婴儿期阶段，临床最常见到的泌尿系统疾病一般分为四大类：

第一类：多由于泌尿系统发育不良所致，如泌尿系统畸形，多是先天性的。这类疾病在怀孕期间也可检测出来，孕检时通常B超会提示"肾积水"等，出生后孩子会表现为不同程度的水肿、尿量减少、排尿异常或反复泌尿系统感染等。这就需要家长给予足够的警惕、细致的观察，发现孩子提供的各种"暗示"。

第二类：先天性肾病综合征，具体原因尚不太清楚，也属于先天性泌尿系统疾病，考虑多是由于先天性的基因异常造成的，孩子常一出生就出现肾病综合征的症状：水肿、尿量减少、蛋白尿等。该病比较容易发现。

第三类：泌尿系统感染，这是婴儿期最常出现的疾病之一。婴儿期易发生泌尿系统感染的因素是多方面的，如家庭

第一篇 肾脏病的基础知识

护理不当、卫生状况欠佳，尤其是女性婴幼儿的生理特点导致其易患泌尿系统感染。其表现不典型，容易与其他疾病相混淆，所以经常会被误诊、漏诊。有些孩子常常仅表现为发热、哭闹、不吃奶、厌食等非特异的症状，只要家长留心，其实诊断起来并不困难，只要到医院做个简单的尿液检测就可以明确诊断。

第四类：先天性的肾小管酸中毒，与泌尿系统感染的发病率相比，这是比较少见的一类婴幼儿泌尿系统疾病。孩子可以有各种各样不典型的临床表现，如有的孩子可以表现为精神、食欲不好和生长发育落后；有的可以表现为多尿、呕吐、厌食、表情淡漠等。因此，如果家长发现孩子有这些不明原因的症状，应该及时到医院就诊，明确诊断。

综上所述，婴幼儿也会得泌尿系统疾病，而且可以很严重。在此提醒家长注意观察各种细微变化。当发现孩子出现低热，轻度的尿频、尿痛或者尿色异常等症状时，应及时带孩子到医院检查。不要因为孩子的自主表达能力差，不能将身体的不适告诉家长而造成家长的忽视，导致诊断和治疗时机延误。其实婴幼儿泌尿系疾病的诊断并不困难，只要家长足够警惕，及时给孩子做个尿液检查和肾超声，大多数孩子的泌尿系统疾病都能得到及时的诊断。而及时的诊断和治疗会直接影响到疾病的预后，甚至影响孩子的一生。

11. 肾脏病会对孩子产生什么样的影响？

肾脏病是儿童最常见的慢性病之一，家长一旦知道自己孩子得了肾脏病则是一个很大的打击。然而，肾脏病到底会给孩子带来什么危害，很多家长其实并不是很清楚。我们在此书前面的内容中已经讲过，肾就是我们俗称的"腰子"，它是由上百万个肾单位组成，是尿液滤过、产生的场所。人体的新陈代谢每天都会产生许多有害的毒素，这些毒素需要及时排出体外才能保持人体"内环境"的稳定。当血液流经肾时，毒素会由肾小球滤出，并随尿液排出体外。毒素滤出的过程离不开肾的"辛勤工作"，所以说，肾是人体最重要的"排毒排污"器官。而且，肾很"聪明"，它的滤过是有选择性的，它只滤出人体不要的代谢废物，而对人体有用的物质会被保存在体内。

但是，当肾一旦患病不能正常工作时，给人体带来的影响是严重且深远的。它不能再承担"排毒"的重任，排不出去的各种代谢废物堆积在体内，危害人体的各个脏器，如果进展到肾衰竭阶段，就是我们常说的"尿毒症"。患儿会出现多种临床症状，如水肿、面色暗黄、血压升高、乏力、食欲差、贫血以及电解质紊乱等，严重者甚至影响心、肺、脑等重要脏器的功能。这都是毒素聚集在体内不能及时排出所

第一篇 肾脏病的基础知识

产生的后果。与此相反,很多对人体"有用的物质"却由于肾小球的滤过功能受损而源源不断地从体内漏出,这些"有用的物质"通常是指血细胞、蛋白质等物质,它们从尿中大量漏出后,会导致水肿、贫血、血尿(尿色呈洗肉水样、茶色)和蛋白尿(尿液混浊、尿中泡沫多)等。也就是我们经常说的"肾炎"或"肾病综合征"。肾脏病的进展是一个较漫长而复杂的过程,如果没有得到及时的治疗控制,病变会进一步加重,导致肾功能下降,长期的病痛折磨和昂贵的医疗费用会给患儿及家人带来沉重的心理压力和经济负担。

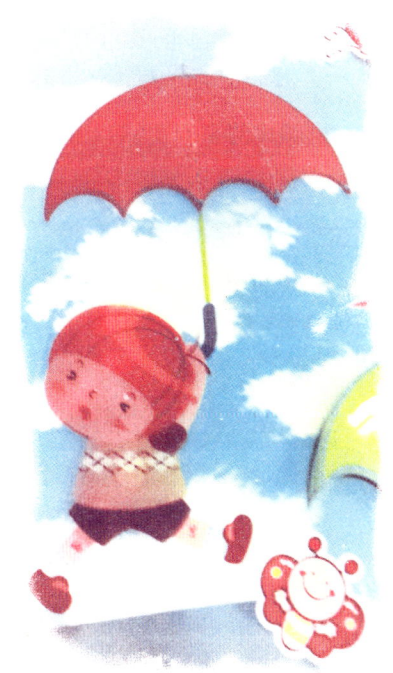

虽然说肾脏病的进展是一个较漫长而复杂的过程,但若发现及时,大部分肾脏病都是可控可治的。随着现代医学的突飞猛进,我们在临床上治疗肾脏病的手段也日益丰富,许多儿童肾脏病可以被治愈,患儿的生活质量也有了极大的改善。

这些进步固然令人欣慰，但在日常生活中，家长仍要格外留意，不要因一时的粗心大意，使原本可以得到有效治疗的肾脏病错过了最佳的治疗时机，逐渐发展成为难以治愈的"顽疾"，严重危害孩子的健康。如果孩子出现无明显原因的水肿、无力、脸色不好，精神、食欲下降乃至尿色改变，家长应当想到有没有出现肾脏病的可能，建议带孩子去正规的儿科肾脏专业门诊就诊，做一下很简单的尿液化验，就可以尽早发现"隐匿"的肾脏病，保证孩子能够得到及时的治疗。如果等到症状已经很明显了再来看病，疾病常常已经"隐藏"了很长时间，数月甚至数年，基本上到了无可挽回的地步，会造成终身的遗憾。

尤其值得一提的是，儿童不同于成人，表达能力差，越是年幼的孩子越无法正确表述身体有哪些"不舒服"；而且，儿童肾脏病的发病种类也很独特，其中相当一部分是遗传性肾脏病，发病年龄很小，甚至刚出生就已经患病，且症状不明显，表面上很难看出来，需要我们给予孩子更细心的呵护，让孩子得到更多的关爱，平安顺利地成长！

12. 正常儿童每天的排尿次数是多少？正常尿量是多少？

大于90%的新生儿在生后24小时内排尿，最晚也应在48

第一篇 肾脏病的基础知识

小时内排尿，如生后48小时后仍不排尿，应考虑泌尿系统是否存在问题。生后头几天内，因摄入液体量少，每日排尿仅4~5次；1周后因新陈代谢开始旺盛，摄入的液体量较多而膀胱容量小，排尿突增至每日十几次甚至二十多次。1岁时每日排尿15~16次，至学龄前（3岁至6~7岁）和学龄期（6~7岁至青春期前）每日6~7次。

儿童尿量个体差异较大，生后2天内的新生儿每天（24小时）尿量为30~60ml，3~10天的尿量为100~300ml，10天~2个月的尿量为250~450ml，2~12个月的尿量为400~500ml，1~3岁的尿量为500~600ml，3~5岁的尿量为600~700ml，5~8岁的尿量为650~1000ml，8~14岁的尿量为800~1400ml，14岁以上儿童的尿量为1000~1600ml。除年龄之外，正常情况下，尿量还跟饮水量的多少有关。另外，尿量的多少还受气温与季节的影响，高温季节或周围环境温度过高时出汗多，尿量就会减少；寒冷季节因皮肤蒸发水分少，尿量会增多。当儿童情绪与精神紧张时，尿量会增多。输液或应用利尿剂时，尿量也会增多。

13、何为少尿、无尿和多尿？引起少尿、无尿和多尿的常见原因有哪些？

新生儿尿量每小时每千克体重少于1.0ml为少尿，婴幼儿

（出生至3岁）每24小时尿量少于200ml，学龄前（3岁至6~7岁）每24小时尿量少于300ml，学龄期（6~7岁至青春期前）尿量少于400ml为少尿；新生儿尿量每小时每千克体重少于0.5ml为无尿，婴幼儿、学龄前、学龄期儿童每24小时尿量少于50ml为无尿；尿量每小时每千克体重大于3ml或24小时大于2000ml为多尿。

引起少尿或无尿的原因有：①肾前性，如休克、失水、电解质紊乱、心力衰竭、肾动脉栓塞或受压阻塞等；②肾性，急性或急进性肾炎、慢性肾炎急性发作、急性肾小管坏死少尿期、各种慢性肾脏病肾衰竭、肾移植急性排异等；③肾后性，如各种原因所致尿路梗阻。

引起多尿的原因有：①肾脏病，如肾功能不全多尿期、肾性尿崩症等；②内分泌疾病，如糖尿病、中枢性尿崩症、原发性高醛固酮血症等；③精神性多尿等。

14. 什么是遗尿？

遗尿症指小儿已达到膀胱能控制排尿的年龄而仍有不随意的排尿。由于1~5岁小儿膀胱控制方趋完善，故遗尿症指在5岁以后每周至少有一次遗尿者。大多数儿童在3岁后夜间不遗尿。遗尿多发生在夜间，称为小儿夜间遗尿症。男女发病比率为（2~3）:1。昼夜均遗尿者常较严重，多见于女性，可能合并感染。

遗尿症分为原发和继发两大类。原发性遗尿症是由于膀胱控制排尿功能成熟期滞后或功能性膀胱容量小，为正常膀胱的一种变异。一般无器质性疾病，自发治愈率高，有较明显的家族倾向，约3/4的遗尿男孩及1/2的遗尿女孩双亲之一有遗尿史。多见于第一胎、有家族史及社会经济条件较差者。多为夜间遗尿，但部分患儿可伴有白天尿频、尿急，偶有遗尿。夜间遗尿可为1次或多次，每夜或间歇发生。情绪波动、过劳或环境变化时可暂时加重。少部分患儿可复发，这种情况要注意诱因。大多数小儿遗尿症属于原发性，既无器质性疾病，也无情绪问题。

继发性遗尿症的原因包括：①精神创伤和行为问题，心理负担较重，如与家庭分开、父亲或母亲死亡或父母离异等，此类常为间歇性或一过性。②继发于膀胱或全身疾病，主要是下泌尿道受刺激和多尿，如下泌尿道畸形或梗阻合并泌尿道感染、便秘、某些食物过敏等。导致多尿的全身疾病有糖尿病、尿崩症等。③肾功能不全及肾小管疾病也可能是遗尿症的原因。此外，大脑发育不全也常伴有遗尿症。

原发性遗尿症各方面检查多无异常，诊断时要注意询问小儿的生活规律、饮水及排尿情况，了解家族遗尿史。继发性者应注意询问有无精神刺激，指导相关的排尿训练，排除上述有无能引起本病的各种器质性疾病的病因。要注意检查尿常规、尿比重、尿糖及尿培养等。只有在病史及体检有明确证据表明有病理情况时才做造影检查及其他必要的泌尿道检查。

无器质性疾病的夜间遗尿症常是良性且能自愈的疾病。应首先排除本症对小儿情绪的影响，给予鼓励与支持，使患儿树立战胜疾病的信心，切忌责备与厌烦，避免过多的检查和处理。随着孩子年龄的增长，约有50%的患儿未经特殊治疗，在发病4年后常可自愈。

为预防遗尿，还可以想些具体办法，如睡觉前少饮水，临睡前限制水的入量及排空膀胱，提供轻松舒适的睡眠环境。

15. 什么是胡桃夹现象？

在儿科门诊，我们会遇到因血尿或因其他疾病行尿常规检查时发现镜下血尿前来就诊的儿童。引起血尿的原因中，其中有一种称"胡桃夹现象"的疾病，它还有一个名字叫"左肾静脉压迫综合征"。家长不必惊慌，它的发病机制是这样的:左肾静脉在注入下腔静脉之前，需通过腹主动脉与腹主动脉的分支肠系膜上动脉之间狭窄的间隙回流入下腔静脉，而腹主动脉与腹主动脉的分支肠系膜上动脉形成的夹角正常是45°～60°，通常情况下，此夹角被肠系膜、脂肪、

第一篇 肾脏病的基础知识

淋巴组织及腹膜等软组织所充填，不会引起左肾静脉受压。但处在青春期的孩子，由于生长发育速度增快，脊柱过度伸直及体型瘦长者，在直立位或仰卧位时，此间隙变得更为狭窄，夹角变小或其间脂肪等充填物少，可造成左肾静脉受压，导致左肾静脉血液回流受阻，左肾及周围静脉淤血，形成左肾静脉压迫综合征，表现为左肾出血。临床上又称胡桃夹现象。在我国，左肾静脉压迫综合征多见于5～14岁的儿童，尤其是体型瘦长的孩子，因肉眼血尿或镜下血尿前来就诊。其血尿可在剧烈运动或直立体位时加重，有时伴左腹疼痛或腰痛，有的孩子除血尿外，还可伴有蛋白尿。

本病具有以下特点：①尿中红细胞形态为非肾小球性，也就是说不是由肾滤出的；②尿钙排泄量正常；③膀胱镜检

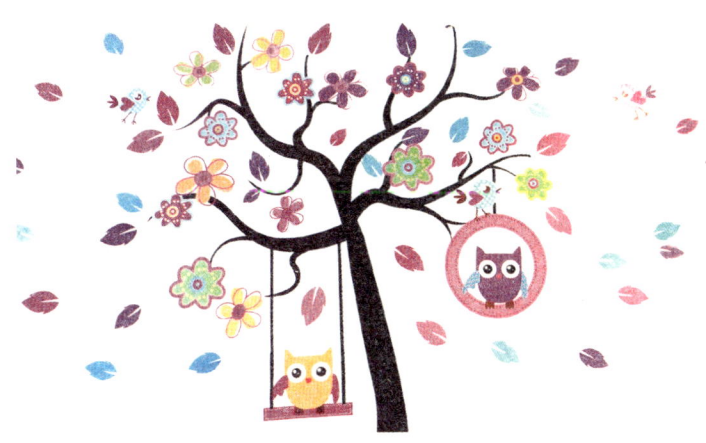

查为左侧上段尿路出血；④肾活检正常或轻微病变；⑤腹部超声波检查或CT可见左肾静脉扩张。其中①和⑤对本病的诊断最有价值。所以，因血尿就诊的儿童，当考虑本病时，医生通常会给孩子进行腹部超声检查及尿中红细胞形态检查。胡桃夹现象一般无须特殊治疗，但需定期追踪观察。随着孩子的年龄增长，腹主动脉与腹主动脉的分支肠系膜上动脉之间夹角处的脂肪组织等增加和侧支循环建立，左肾静脉受压得到缓解，淤血状态会得到改善，症状会有所减轻。这类孩子的肾功能是正常的，生长发育也不受影响，所以日常生活不需要限制，但当孩子出现较明显的血尿时，应适当休息，避免剧烈运动。

16. 肾脏病一定会有腰痛吗？

一般来说，肾脏病患儿腰痛症状并不是很明显，很多患儿根本就没有出现腰痛，如急慢性肾炎、肾病综合征等患儿，往往只有腰部轻微不适或腰酸，但的确有些肾脏病患者常有腰痛，如急性肾盂肾炎、肾栓塞、梗阻性肾脏病、肾结石、肾体积急剧增大以及肾周围有化脓性炎症时，都会出现腰痛而且很剧烈。在日常生活中，可以引起腰痛的原因有多种，如腰肌劳损、类风湿关节炎、腰椎骨质增生、腰部扭伤等。所以，没有腰痛并不等于就是肾没有病，而单纯腰痛不

第一篇 肾脏病的基础知识

能表示一定是肾有病。两者并不是互为因果，如果只是单纯腰痛而没有其他症状，应进一步做尿常规以及肾功能检查，以明确腰痛是由泌尿系统疾病所致还是其他因素引起。

17. 儿童肾脏病的常见症状有哪些？

儿童肾脏病很容易被家长忽视，因而延误诊治，为此特别介绍儿童肾脏病的几种常见症状。如果您的孩子出现了这些症状，一定要及时到医院就诊：

（1）水肿：最常见晨起眼睑水肿，先眼睑水肿而后波及全身，为非凹陷性。有些家长没有想到是水肿，会以为是孩子"胖了"，其实只要细心观察，两者不难区分。

（2）尿液异常：尿色变深，出现血尿，多为镜下血尿，将近一半的患儿会出现肉眼血尿；或尿液混浊、尿里泡沫特别多。一般都是在"感冒"或其他"感染"后出现，要注意观察。

（3）尿量减少甚至无尿：健康的孩子如果喝水过少或出汗过多也会导致尿量减少，但如果不存在喝水少、出汗多，排尿依然很少就一定要注意。如果家长能注意观察每日排尿量的变化则更容易发现。

（4）尿路感染症状：年长儿主要表现为尿路刺激症状，以尿频、尿急和尿痛为主，这一点与成年人相似，但要注意在婴幼儿可能尿路刺激症状表现不明显,而全身症状较重,表现为发热、腹痛、呕吐、排尿时哭闹或尿有异味等。

(5)高血压:原发性肾病综合征的患儿会出现高血压,但并不多见。一般情况下多见于肾小球肾炎及肾衰竭的患儿,根据病情轻重表现为不同程度的血压升高,患儿主要表现为头痛、头晕;严重者可出现视物模糊等症状,需要特别重视。

此外,肾脏病还会有其他较为严重的症状,如氮质血症、电解质紊乱、心血管系统受累等,对孩子身体的生长发育造成伤害。家长一定要警惕,日常生活中要用足够的细心去呵护孩子,不让肾脏病在孩子身体内长时间"潜伏"。

18. 肾脏病可以预防吗?

肾脏病是慢性疾病,它的发病原因和病理类型都是非常复杂的。有一部分肾脏病目前没有有效的预防方法,这一类疾病主要与先天异常、家族遗传及自身的特殊体质有关,但是也有相当一部分肾脏病如果多加小心是可以有效预防的。我们需要做到以下几点:第一,我们要尽可能地减轻心理压力,心理压力(如学习压力)过大会使人体的免疫力下降。第二,生活规律,注意休息,避免过度劳累。过度劳累也是疾病的诱发因素,在临床上我们就发现

第一篇 肾脏病的基础知识

过有的孩子肾脏病已基本恢复,但由于参加体能测试,需要进行频繁的体能锻炼,导致疾病复发。第三,注意营养均衡、清淡饮食,控制体重、避免过度肥胖,控制血糖、血脂在正常范围,减轻肾的负荷。第四,养成良好的卫生习惯,预防"感冒",每天清洗外阴,避免尿路感染的发生。第五,不随便服用所谓的"特效药",因为很多药物具有明确的肾毒性。同时尽量不吃含化学物质(如各种添加剂)过多的食物,接触过多也会伤及肾。

19. 感冒和肾脏病有关联吗?怎样预防感冒?

感冒已经是我们日常生活中"司空见惯"的事情,我们日常俗称的感冒,在医学上指的是上呼吸道感染,是人们一年四季中最常见的疾病。尤其是小孩子,由于自身的免疫功能较成年人更为低下,所以发生上呼吸道感染的概率要大大超过成年人。家长们一般都知道,孩子只要感冒就容易咳嗽、发热或腹泻,会马上带孩子到医院就诊。大部分感冒经过治疗,过几天就可以痊愈了,很少有家长会想到一个小小的感冒会对肾造成什么影响。

感冒和某些肾脏病的发生是有关联的。感冒最常见的病原体是病毒,但细菌也可引起,尤其是细菌引起的感冒对肾来说充满了"危机",因为引起感冒最常见的细菌是链球菌，溶血性链球菌又是引起小儿急性链球菌感染后肾小球肾炎（简称急性肾小球肾炎）的罪魁祸首，一旦感冒没有被控制住，便可引发儿童的急性肾小球肾炎。正因为儿童期是感冒频发的年龄段，所以儿童和青少年也成了急性肾小球肾炎的高发人群。因此，我们提醒家长当孩子患了感冒时，要及时彻底地治疗，不要忽视感冒，应及早带孩子到医院就医，在医生指导下合理规范用药，将感冒彻底控制住，以防疾病进一步发展而累及肾，从而引起急性链球菌感染后肾小球肾炎。如果一旦患上急性链球菌感染后肾小球肾炎，治疗起来就比较麻烦了，会出现如少尿、水肿、血压高等症状，远远不像治疗普通感冒那样简单了，尤其是当细菌性感冒引起化脓性扁桃体炎时更应注意。建议在感冒的1～3周内定期检查尿常规，及时发现有无累及肾。

感冒是最常发生的疾病，同时也是可防可控的疾病。对于儿童这个特殊群体而言，为预防急性链球菌感染后肾小球肾炎的发生，就应想办法减少感冒的发生。第一，要增强孩子的抵抗力，鼓励积极参加体育锻炼，选择适合自己的运动项目，以增强体质，适当学会适应环境的变化，尤其是气候变化的刺激，提高自身的防病能力。第二，经常开窗通风，保持室内空气新鲜，衣服、被褥应勤洗勤晒。第三，饮食上注意营养均衡，不要过于油腻，俗话说：肉生火、鸡生痰、白菜豆腐保平安。平时应多喝水，多吃蔬菜、水果。第四，

第一篇 肾脏病的基础知识

保持个人卫生，注意经常认真洗手，不要养成随便用脏手挖鼻孔、揉眼睛的坏习惯。保持口腔卫生，早晚刷牙，饭后漱口。勤洗澡，勤换衣物，防止皮肤、会阴部感染。第五，随着天气变化注意随时增减衣物，防止受凉引起感冒。总之，只要家长注意孩子的日常生活护理，就能减少感冒的发生，对有效预防急性链球菌感染后肾小球肾炎是有很大帮助的。

20、孩子得了肾脏病还能上学吗？

孩子一旦不幸患了肾脏病，有很多家长便不敢让孩子上学，甚至连家门都不让出去。家长的心情可以理解，但这样做并不完全正确，还是要因病情的轻重而异。当然，在疾病的急性期一定要卧床休息，但当疾病稳定后，比如水肿消退、尿蛋白转阴后，便可进行适当的活动。只要孩子在药物的控制下病情处于稳定状态是可以上学的，但要禁止剧烈体育活动，需要时可以请医生帮助开一个临时的"免体证明"。尽量坚持上学是很有必要的，因为和同龄的孩子在一起会感到身心愉悦，比在家独处要好很多，不与外部环境脱节可保证身体和心灵的双重健康，高质量的生活对疾病的恢复非常有益。但同时家长更要注意加倍地呵护好孩子，要避免学习压力过大，嘱咐孩子不去人群相对密集的场所，勤洗手，以减少感染的发生概率。

21、如何洗手才最清洁？

您知道洗手的概念是什么吗？它是指用肥皂或者皂液和清洁、流动的水洗手，去除手部皮肤污垢、碎屑以及部分致病菌的过程，以达到保持手卫生的目的。

我们日常洗手时应注意什么呢？①家长在给孩子喂药、喂饭前，以及护理操作（口腔护理、外阴护理）前要清洗双手。②帮助孩子养成饭前、便后洗手的好习惯。③洗手时是要认真，不要敷衍了事，尤其注意清洗指甲、指尖、指缝等部位，因为这些部位更容易"藏污纳垢"。④注意随时消毒水龙头，保持水龙头的清洁卫生，否则即使手洗得再干净也会"大打折扣"。如有条件的话，不建议采用手按式的水龙头，而改用脚踏式、感应式。⑤经常给孩子剪指甲，青春期女孩不要因为爱美而常戴戒指等饰物，佩戴处容易潜伏污染物及致病菌。⑥最好使用皂液洗手。如果使用固体肥皂，要注意肥皂盒要保持清洁并具有滤水的功能，不能让固体肥皂浸泡在肥皂盒中，要保持固体肥皂的干燥和清洁。

如何洗手才能达到彻底清洁的目的呢？洗手主要包括六步：①打开水龙头开关，使双手充分淋湿。②取适量的肥皂或者皂液，均匀涂抹至整个手掌、手背、手指和指缝。③按照六步揉搓法，认真揉搓双手至少15秒，尤其注意清洗双手所有皮肤，包括手背、手指和指缝。④揉搓后在流动水下彻

第一篇 肾脏病的基础知识

底冲净双手。⑤用清洁毛巾或一次性纸巾擦干双手。⑥视情况取适量护手液护肤。

下面为您展示一下洗手的步骤和方法：

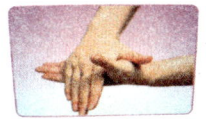

①掌心相对，手指并拢，相互揉搓。

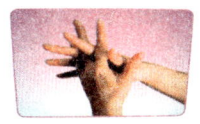

②掌心相对，双手交叉沿指缝相互揉搓。

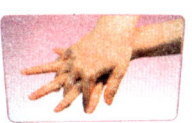

③手心对手背沿指缝相互揉搓。

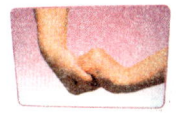

④弯曲各手指关节，双手相扣进行揉搓。

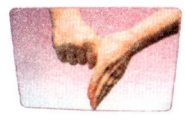

⑤一手握另一手大拇指旋转揉搓，交换进行。

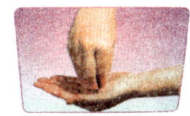

⑥一手指尖在另一手掌心旋转揉搓，交换进行。

22、肾脏病患儿为什么要定时称量体重？如何才能做到准确称量体重？

准确称量体重可以有效地判断肾脏病儿童的水肿情况，更好地为治疗和护理提供动态信息。要想准确称量体重，就要排除一些人为因素的干扰，因此称量体重时应注意：

（1）体重计一定要放在平整、干硬的地面上，而不要放在床板或其他台面上。

（2）保证体重计上的指针指在零点，否则就要请维修人员帮助校正。

（3）称量体重一定是在清晨、空腹的状态下，完全排除饮食的干扰，而且要尽量排空大小便。

（4）称量体重时让儿童独立站好，家长不要搀扶，儿童的双手和身体不能碰触任何物品，待儿童站稳后再读取数据。

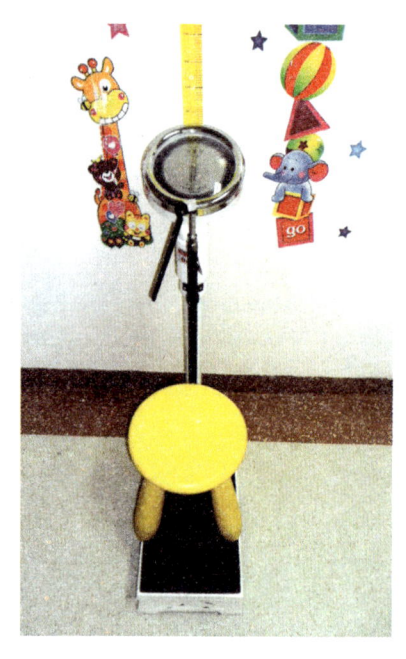

（5）不要忽视衣物和鞋帽对体重的影响，每天称量体重时应穿同样重量的衣服。如果不能做到穿同样重量的衣服，也可以在称量体重前先将所要穿的衣服、鞋帽称量一下，然后再将称量后的毛体重减去衣服、鞋帽的重量后所得出的数值为儿童的净体重。

（6）小婴儿或因病不能站立的儿童可以由家长抱着称量体重，将称量后的体重减去家长体重后所得出的数值为儿童的净体重。

第一篇 肾脏病的基础知识

23. 如何正确测量血压？

肾脏病与高血压有着极为密切的关系，如急性链球菌感染后肾小球肾炎、肾病综合征原发性肾炎等儿童会出现血压升高，所以肾脏病儿童家长自备一个血压计是有必要的。经常在家给孩子测量一下血压，对观察疾病的变化是很重要的，对指导医生用药也是有益的。在日常生活中，由于人们测量血压的方法和技巧有所区别，所以在同一时间段测量同一人所得的血压值会有很大差别，测血压看似简单，很多人自认为已经掌握了测量方法，其实不然。下面就如何正确测量血压的几个要点进行介绍：

测血压最常采用的方法是间接测量法（即气袖加压法）。测血压时离不开血压计，目前的血压计有汞柱式、弹簧式和电子血压计。其中汞柱式血压计较为精确，汞柱式血压计也是临床上首选的测血压的常用工具；弹簧式血压计长时间使用易造成弹簧弹性下降，从而影响测量结果的真实性；电子血压计准确性较差，

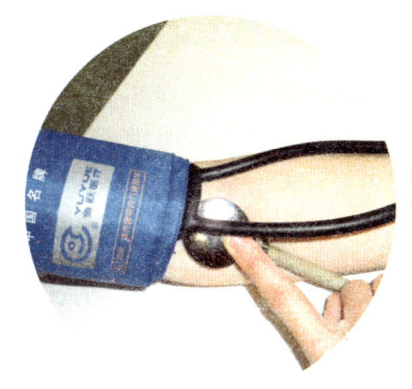

当电池使用时间过长、电量不足时，容易造成测量结果误差很大。所以，建议选择汞柱式血压计。

正确的测量方法对于保证测量结果的准确性很重要。测量血压时应注意如下几点：①测血压前应休息5～10分钟，测量前半小时内不能进食、饮酒、喝咖啡，如有便意应排空大小便，安静环境下取仰卧位或坐位；②一般选择右上肢测量，被测量者右上肢裸露伸直并轻度外展，肘部需与心脏在同一水平面上，将气袖均匀紧贴皮肤缠于上臂，使其下缘在肘窝以上2～3cm(1～2横指宽)，气袖之中央位于肱动脉表面；③检查者触及肱动脉搏动后，将听诊器体件置于搏动上，然后向气袖内充气，边充气边听诊，待肱动脉搏动消失，再升高20～30mmHg后，缓慢放气，双眼随汞柱下降，平视汞柱表面，首先听到的响亮拍击声代表收缩压，随后音调变得沉闷，最终声音消失，声音消失前的血压为舒张压；④需要连续重复两次，取其平均值，一般要求在非同日三次测量血压超过正常值方可诊断为高血压。

影响血压值的因素很多，包括：①测量时间，同一人的血压冬天比夏天高，上午比下午、夜间高，所以测量血压最好每日固定在同一时间；②测量体位，卧位最高，立位最低，坐位介于两者之间，所以一般以坐位或卧位血压为标准，卧位时肘部需与心脏在同一水平面上；③测量部位，上肢血压高于下肢，右上肢高于左上肢，如无特殊原因，测量部位应尽量固定;④气袖宽窄,通常血压计气袖应为被测量者上臂长度的2/3,气袖过宽易致血压值偏低,相反则偏高,所以有的家长用成人气袖给儿童测血压,会导致血压值偏低;⑤不要频繁更换血压计,所使用的血压计最少每半年校正一次,以保证测量的准确性;⑥进食、剧烈运动、精神紧张等都会造成血压暂时性升高。

24. 肾脏病患儿家长如何更好地与医务人员沟通?

要记住沟通是一个医患双方面对面的交流过程,儿童家长一方起着非常重要的作用。良好的沟通会使您受益匪浅。因此,在您准备与医务人员沟通前,应尽量做好以下几点:

(1)事先准备好您想要交谈的问题,包括您日常观察到的病情变化、您想要咨询的问题以及您想要向医生提供的信息。

(2)要坦率地把您的想法和看法告诉医生,医生会告诉您什么是错误的,什么是您必须要重视并做好的。

(3)随着治疗疗程的不断进展和病情的变化,您对孩子的观察重点及护理侧重点会有所不同,在沟通过程中要注意听取并适当重复医务人员告诉您的重点内容。

(4)您可能对于一些问题有些担忧,甚至没有信心,要坦诚地提出问题,您会得到医务人员的帮助,澄清一些错误的概念。

（5）俗话说：久病成医。你会发现，只有了解越多，交流起来才越容易。

因此在日常生活中要尽可

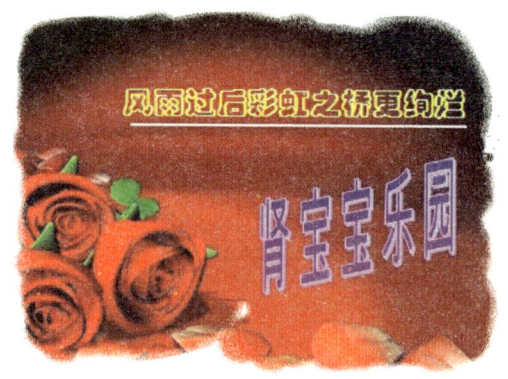

能多地通过多种渠道去学习和了解您孩子所患疾病的相关知识，包括治疗、用药、护理等。

25. 肾的一般保健需要注意些什么？

肾是维持人体内环境稳定的重要器官，通过尿液的生成排出毒素，排泄机体最终代谢产物如肌酐、尿素等，同时调节体内水、电解质和酸碱平衡。它还能生成许多重要的激素如肾素、红细胞生成素、前列腺素、$1,25-(OH)_2D_3$等。由于肾具有强大的储备能力，一般情况下，即使切除了一侧肾，另一侧肾仍能维持正常功能，只有当肾小球滤过率下降到正常的50%～60%以下时才有血生化的异常，而无明显临床表现。当出现明显临床表现时，往往提示肾功能严重受损，而肾组织细胞一旦损伤便不可再生。因此，日常生活

第一篇 肾脏病的基础知识

中做好肾的保健就显得十分重要。保护肾的主要措施有以下几方面:

（1）适量饮水：养成每天均匀适量饮水的好习惯，保证正常排尿，有利于排出机体最终代谢产物如肌酐、尿素等，同时调节水、电解质和酸碱平衡，还可预防泌尿系统结石的发生。在选择饮用水时，建议饮用符合标准的无污染的水，不要喝成分不明的井水或河水。

（2）养成良好的饮食习惯，饮食以清淡为主，不长期进食腌制、油炸类食品，不吃、不饮用加工不合格的食品及饮料，因为不合格的食品及饮料中的添加剂会损害肾。

（3）不憋尿：尿液在膀胱内储存的时间越长，就越容易导致细菌的繁殖，引起泌尿系统感染。

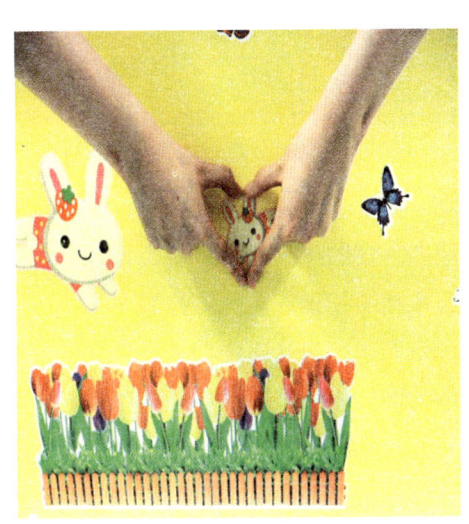

（4）不要暴饮、暴食，因食量过多会增加肾的负担，同时应注意饮食搭配科学合理。

（5）平时加强身体锻炼，避免化脓性扁桃体炎的发生；勤洗澡，防止皮肤链球菌感染后引起的急性肾小球肾炎。

（6）避免长期使用对肾有损害的药物，如磺胺类、青霉素类（如青霉素G、羟苄西林等）、氨基糖苷类抗生素（如庆大霉素、卡那霉素等）、头孢菌素类抗生素（如头孢噻啶、头孢氨苄等）、四环素类、利福平、阿昔洛韦、非甾体类药物（如吲哚美辛、布洛芬等）、镇痛药及某些中药等。如因病需用药物治疗，建议及时就医，在医生指导下用药。

（7）平时注意监测血压，如血压增高，应及时控制，因长期高血压会持续破坏肾动脉和微血管。

（8）注意休息，不要过度劳累。过度劳累会使人体的免疫力降低、肾血流量减少、肾负荷加重而诱发肾脏病变。

26. 如何消毒肾脏病患儿的房间及日常用品？

对于肾脏病患儿来讲，注意卫生，防止细菌、病毒等病原微生物的感染非常重要，尤其是应用糖皮质激素（如醋酸泼尼松）和（或）免疫抑制剂（如环磷酰胺、环孢素等）治疗期间，因患儿免疫功能下降，机体抵抗外来病原微生物的能力明显降低，所以注意卫生就显得很重要，可以减少肾脏病患儿感染的发生，同时也降低了疾病的复发机会。下面就肾脏病患儿的居住环境及日常用物如何消毒进行简单介绍：

第一篇 肾脏病的基础知识

（1）空气消毒：最简便易行的方法是开窗通风换气，时间长短根据气温决定，气温低时，开窗时间短，以免室温过低导致孩子受凉感冒；气温高时，开窗时间可以长一些。开窗可以使室内空气流通，减少室内病原菌的数量，但需注意的是孩子睡眠时减少开窗，以防感冒。另外，也可利用紫外线来对房间进行消毒，但消毒时应注意：消毒前，应保持房间清洁、干燥、无灰尘，消毒前最好用75%的乙醇棉球擦拭灯管，因紫外线会影响人体健康，长时间照射会导致皮肤发红，引发眼炎，因此用紫外线消毒最好选择家人全部外出时进行。

（2）衣被、毛巾等消毒：肾脏病患儿的衣被应经常换洗，保持清洁，尤其内衣、内裤，除常规清洗外，最好进行消毒。棉质衣物可采用直接煮沸20～30分钟消毒；化纤类衣物或纯毛制品可以用化学消毒液浸泡；被褥可晾晒于阳光下，因阳光中的紫外线可达到消毒作用，但在晾晒过程中应翻一至两次，使每个部位

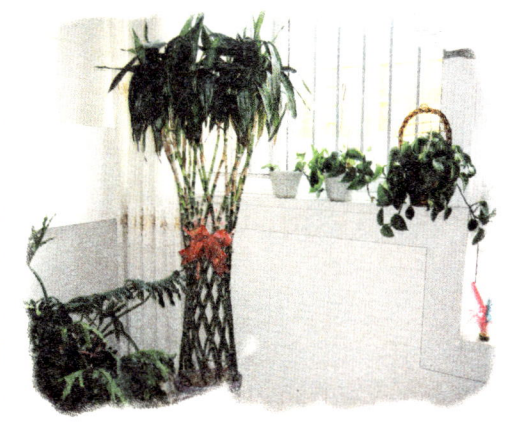

都晒到；毛巾可经常采用煮沸消毒法。

（3）餐具消毒：最简单又可靠的消毒方法是将餐具、水杯放到锅中煮沸15分钟，但要注意锅中的水要淹没餐具、水杯；另外，也可以用微波炉进行消毒。

（4）卫生用具的消毒：抹布是家庭中常用的清洁工具，尤其是厨房抹布潮湿又油腻，有利于细菌的生长繁殖，所以，要经常用洗涤剂清洗抹布，并煮沸消毒、晾干。打扫房间的拖把也容易滋生细菌，所以拖把用后也要用清水冲洗干净，悬挂晾干，定期用热水浸泡。

（5）洗漱用品如毛巾、牙刷应定期更换，最好3个月换一次，毛巾专人专用。

（6）玩具消毒：可利用紫外线消毒，如无紫外线也可用日光暴晒消毒。

（7）最重要的一点就是要让孩子养成勤洗手的好习惯，家长要了解正确洗手的方法并指导孩子。

第二篇 疾病与护理

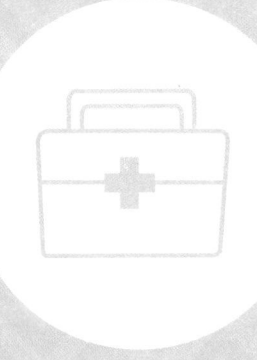

27、急性肾小球肾炎的常见并发症有哪些？如何预防及处理？

急性肾小球肾炎（简称急性肾炎）是儿科常见的肾脏病，本病多见于5～14岁的儿童，男孩多于女孩，在出现典型临床表现前，多有上呼吸道感染或皮肤感染的病史，往往容易被家长忽视，等出现少尿、水肿、高血压、血尿的典型表现时，才会引起家长重视。如治疗及时，本病一般预后良好、病死率低，死亡的主要原因是出现并发症。

急性肾炎常见的并发症有：

（1）严重循环充血：常发生于起病后1～2周，主要是因为体内水、钠潴留，血浆容量增加所致；主要表现为呼吸急促，肺部听诊可听到湿啰音，如未及时发现，病情进一步加重，可出现呼吸困难、端坐呼吸、面色苍白、大汗、烦躁、咳嗽、咳粉红色泡沫痰、颈静脉怒张、肝大、双肺满布湿啰音、心率增快、可闻及奔马律、水肿加剧等表现。

（2）高血压脑病：本病儿童较成人多见，也常发生于起病后1～2周，主要是由于血压急剧增高所致。主要表现为血压突然升高，年长儿主诉剧烈头痛、呕吐、复视或一过性失明，有的甚至突然出现惊厥、昏迷等。

（3）急性肾衰竭：也常发生于起病后1～2周，主要是由于少尿或尿闭，导致机体的代谢产物不能顺利通过尿液排出体外而潴留于体内,引起血中肌酐、尿素氮增高,高血钾,代谢性酸中毒等表现。通常少尿持续1周左右,然后尿量增加,病情好转,肾功能也逐渐恢复。

急性肾炎的儿童出现上述任何并发症时,都应积极处理,如处理不及时,将严重威胁孩子的生命安全,具体处理措施如下:

(1)严重循环充血的处理:患儿绝对卧床休息,尽量保持病房安静,限制钠盐和水的摄入;密切观察生命体征(体温、脉搏、呼吸、血压)的变化,如患儿出现上述严重循环充血的表现时,立即让患儿取半卧位,减慢输液速度,吸氧;同时可使用呋塞米利尿;如有肺水肿者,可加用硝普钠,硝普钠在使用时应注意:现配现用,输液系

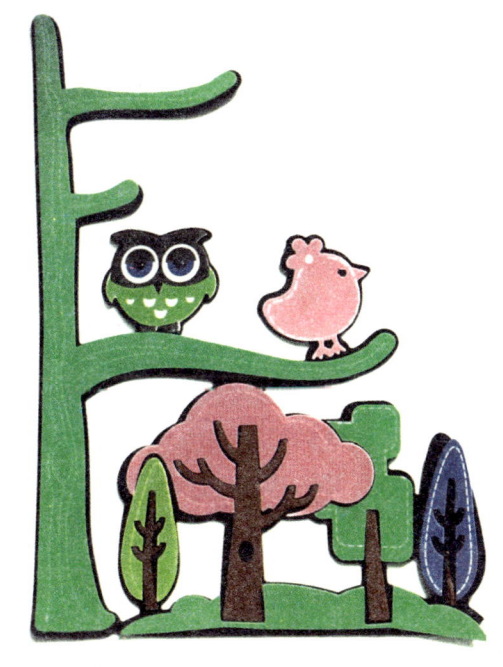

统应用黑纸或铝箔包裹避光，以免药物遇光失效，静脉滴注时严密监测血压变化，根据血压随时调整滴速，注意观察有无恶心、呕吐、情绪不稳定、头痛和肌肉痉挛等硝普钠的不良反应。

（2）高血压脑病的处理：孩子绝对卧床休息，尽量保持病房安静，限制钠盐和水的摄入；遵照医嘱定期监测孩子血压变化或进行动态血压监测，若血压突然升高，出现上述高血压脑病的表现时，要考虑并发高血压脑病，立即让孩子卧床，头稍抬高，监测生命体征（体温、脉搏、呼吸、血压）的变化，如血压升高比较明显，用硝普钠降压。

（3）急性肾衰竭：并发急性肾衰竭的患儿是少数，但也不可轻视。为了防止急性肾衰竭的发生，急性肾炎的患儿每日测体重一次，准确记录24小时的液体入量及尿量，观察病情变化；如尿量持续减少，应限制钠盐、水、蛋白质食物（如瘦肉、鱼、鸡蛋、牛奶等）及含钾丰富（如香蕉、柑橘、黄豆及其制品、土豆等）的食物的摄入；如出现恶心、呕吐、呼吸深大、口唇樱红、心音低钝、心律失常、四肢无力、腱反射减弱等表现时，要警惕急性肾衰竭的发生；如发生急性肾衰竭，应做相应的处理，如补充5%碳酸氢钠纠正电解质紊乱、应用利尿剂等，如经上述保守治疗无效者，均应及早进行透析治疗。

第二篇 疾病与护理

28. 急性链球菌感染后肾小球肾炎的患儿如何做好休息与活动的护理？

急性链球菌感染后肾小球肾炎（简称急性肾炎）的患儿如果治疗、护理得当，一般预后较好。做好休息与活动的护理尤为重要。急性期（临床表现为水肿、少尿、血尿、高血压）患儿在起病2～3周内应卧床休息，以减轻心脏负担，改善心脏功能，卧床休息可以增加心排血量及肾血流量，提高肾小球滤过率，减少水钠潴留，预防严重循环充血、高血压脑病、急性肾功能不全的发生。待水肿消退、血压恢复正常、肉眼血尿消失后，方可下床轻微活动或户外散步；当血沉正常后可上学，但避免剧烈活动及重体力劳动；12小时尿沉渣细胞计数正常后才能恢复正常活动。

为减轻肾负荷，防止并发症的发生，建议在急性期应注意饮食。有水肿和高血压的患儿应适当限制钠盐和水的摄入；有氮质血症的患儿，控制饮食中蛋白质的摄入（给予优质的动物蛋白），待病情平稳、各项化验检查指标正常后方可恢复正常饮食。

急性肾炎因无特异治疗，为了降低本病的发病率，最根本的是做好预防工作。预防感染尤为重要，最常见的感染是上呼吸道感染和皮肤感染，所以建议儿童平时应加强身体锻炼，增强体质，勤洗澡，保持皮肤清洁。一旦发生感染应及时就医并彻底治疗。本病预后良好，95%的急性肾炎患儿经治疗后能完全恢复，5%以内的急性肾炎患儿可有持续尿异常，死亡病例在1%以下，主要死亡原因是急性肾衰竭。

29. 什么是肾病综合征？

肾病综合征是儿科常见的一种肾小球疾病，是一组由多种原因引起的肾小球基膜通透性增加，导致血浆中大量蛋白质从尿中丢失的临床综合征。本病以3～5岁学龄前儿童多见，男孩发病率高于女孩。本病有以下四大特点：①大量蛋白尿；②低白蛋白血症；③高脂血症；④水肿。临床上称为"三高一低"。由于前三项都必须通过实验室检查才能得知，如尿常规和24小时尿蛋白定量检查来判断是否有大量蛋白尿的存在，肝功能检查来判断是否有低白蛋白血症和高脂血症的存在。所以，当患儿出现上述尿蛋白及血白蛋白、血脂改变时，家长并不知道，只有当患儿出现水肿时，才会引起家长的注意。

肾病综合征按病因分为三类，即原发性、继发性和先天性。原发性肾病综合征最常见，其病因至今尚不明确。原发性肾病综合征又分为两型，即单纯型及肾炎型，单纯型最多见。如孩子只有上述"三高一低"特点即为单纯型，如除"三高一低"表现外，凡具有以下四项之一或多项者称为肾炎型：①2周内分别3次离心尿检查红细胞≥10个/高倍视野（HPF），并证实为肾小球源性；②反复或持续高血压，并除外糖皮质激素（如泼尼松）引起；③肾功能不全（出现氮质血症）；④低补体血症。继发性肾病综合征指继发于明确病因，临床上最常见的有紫癜性肾炎、狼疮性肾炎、乙型肝炎病毒相关性肾炎、链球菌感染后肾炎等；先天性肾病综合征临床不多见。作为肾病综合征儿童家长，知道自己的孩子患了肾病综合征，但并不一定知道是什么类型，在与其他肾病综合征儿童家长交流时，就会发现孩子用药有所区别，其原因主要是孩子所患肾病综合征类型不同，所以建议家长遵医嘱服药。

30. 肾病综合征患儿到门诊复查时应做好哪些准备工作？

肾病综合征是儿童肾脏病中比较常见的一种，发病率仅次于急性肾小球肾炎，而且具有病程长、易复发的特点。在"漫长"的治疗过程中，需要定期到门诊复查，观察疾病变化并进行药物调整，这在一定程度上考验着儿童家长的耐心和细心。在这里我们为您提供一些带孩子到门诊复查前，您应该为孩子做的准备工作，希望能对您有所帮助。

（1）首先，需要准备好孩子自患病以来的病历资料，包括以前门诊和住院期间的各项检查单、化验单；出院诊断书；完整的住院病历复印件、门诊随访病历及其他在外院就诊的相关资料等。

（2）门诊复诊时，应选择去治疗儿童肾脏病水平较高的专科医院就诊。如果您的孩子自患病以来病情控制得比较平稳，而家长又没有其他顾虑的情况下，建议选择相对固定的医院就诊，因为那里的医生比较了解您孩子的病情。

（3）肾病综合征的患儿复诊时，医生肯定要复查患儿的尿蛋白情况，所以在复诊的当天早上最好要留好尿标本，如尿常规标本及24小时尿蛋白定量检测标本。这样做是为了省时省力，就诊时当医生开具化验单后就可以直接拿着尿标本去送检了。如要保证检查结果的真实可靠，这就要取决于家长在为孩子留取尿标本时的操作过程了。我们在前面说过，护理肾病综合征患儿，在一定程度上对患儿家长的耐心和细心是一个考验，每个细节都很重要。第一，尿常规检查标本最好是晨尿，而且建议家长在收集患儿尿标本前用温水清洁患儿会阴部。第二，要知道24小时尿蛋白定量尿标本是指从就诊前一天开始收集，方法是：弃去当日晨第一次尿后开始留尿至第二日晨第一次尿为止，全部留在一个容器内，混匀后留取10ml，一定要记下总尿量。第三，不管是收集尿常规尿标本还是收集24小时尿蛋白定量尿标本，容器一定要求清洁，建议用干净矿泉水瓶或专用留尿容器。尿标本要求新鲜。第四，24小时尿蛋白定量的尿标本在留取时要放在较为凉爽、干燥的环境中，切忌周围环境温度过高，更不能让日光直射。

（4）肾病综合征患儿复诊时，往往还需观察肝、肾功能，要采集空腹静脉血。就诊当天，在没给孩子抽血前，要求孩子空腹，抽血后再进食。

（5）为了不影响检查结果，复诊前几天孩子的生活作息、饮水及饮食照常进行，不作改动。

（6）记录好孩子最近的出入量情况、体重变化、检查化验结果，近期出现过什么不适的表现，是否因其他疾病在外院就诊过，服药情况如药物名称、剂量及需要医生开什么药等，就诊时提供给医生。

（7）如患儿有高血压，应告诉医生每次给患儿测量血压的时间、在家时每次所测血压值，最好能记录下每日血压波动的规律以及服用降压药后的变化，就诊时供医生参考。

31. 如何预防肾病综合征患儿发生感染?

肾病综合征临床表现为大量蛋白尿、低蛋白血症、高脂血症和明显水肿。正是由于大量蛋白尿、低蛋白血症的影响,再加上长期接受大剂量的肾上腺皮质激素及免疫抑制剂的治疗,肾病综合征儿童普遍抵抗力下降,易患各种感染。有研究表明,患肾病综合征的儿童在住院期间发生感染的概率为35.9%,而住院超过30天的儿童发生感染的概率则为47.8%。更主要的是,在发生感染的儿童中有39.1%的儿童本来已经尿蛋白减轻或转阴,但由于感染后再次出现尿蛋白升高,导致病情反复,造成住院天数延长。因此,患肾病综合征的儿童预防感染是非常必要的。感染预防应从以下几个方面做起:

(1)皮肤护理:由于患肾病综合征的儿童皮肤的抵抗力尤为低下,即使轻微的划伤或压痕也可造成皮肤感染,且不易愈合。因此,做好皮肤护理,是患肾病综合征的儿童预防感染的关键环节。应注意做到:

1)勤洗手、勤剪指甲。防止年龄过小的儿童由于指甲过长而抓伤皮肤。但指甲也不能剪得过短,否则会造成患儿有痛感,甚至发生甲沟炎。

2)尽量穿柔软的、棉质透气的衣服,这样有利于皮肤的新陈代谢。睡觉时保持床褥的柔软平整,睡前记得查看打扫。

3）每日用温热的湿毛巾轻轻擦浴皮肤潮湿而易感染的部位，如颈部、腋下、腹股沟等处。夏季应每日洗澡。

4）水肿严重的阴囊、阴茎用无菌棉垫扶托，并保持局部敷料干燥。

5）女性患儿每日用0.3%硼酸溶液冲洗会阴。男性患儿每日用0.3%硼酸溶液浸泡阴茎头，并同时用蘸着硼酸溶液的清洁棉签擦洗包皮内的污垢。

（2）口腔护理：口腔向来是细菌容易滋生的地方，尤其对于因患肾病综合征而免疫力低下的儿童。保持儿童口腔清洁应做到：

1）勤漱口（包括饭后及服药后用温开水漱口），每日刷牙2~3次（饭后）。

2）勤检查口腔，一旦发现有口腔炎症或溃疡时，应及时到医院就诊，以促进口腔疾病尽快愈合。

（3）上呼吸道感染的预防：上呼吸道感染是一种常见病，尤其是在冬春季节容易高发，也是造成因患肾病综合征而免疫力低下的儿童激素治疗中断及肾脏病复发的主要诱因。在上呼吸道感染预防过程中应做到：

1）注意随天气的变化及时增减衣物。

2）尽量少带或不带孩子去人员密集的场所。出院后在家休息的儿童，应谢绝亲属频繁探望。

3）患儿所穿的衣物和其他生活用品应随时清洗，清洗过后放在阳光下晒干，切忌放在室内或其他阴暗潮湿处晾干。

4）防止由于中暑、受凉导致机体抵抗力下降而出现感染。

5）保持室内空气新鲜、流通。冬季也应注意定时开窗通风。保持适宜的温、湿度。

（4）饮食护理：患肾病综合征的儿童在发病过程中的不同时期，对饮食的要求是有所差别的。这部分内容在本书的其他部分已做详细介绍。在此只强调几点：

1）在水肿严重期，体内蛋白质随尿大量丢失，此时应严格限制蛋白质的摄入量，以免加重肾负荷，不利于疾病的愈后。

2）在水肿消失、尿中蛋白质转阴后，饮食中应适当增加蛋白质的含量。

3）尽量减少高盐、高钠、高脂肪食物的摄入量。

（5）休息：水肿期、血压不平稳期应注意卧床休息，在病情好转后可适当增加户外活动，以增强抗病能力。但注意避免剧烈运动。

（6）做好病情观察，及时发现感染症状，一旦感染诊断成立，应及时选用敏感、强效、无肾毒性的抗病原微生物药物进行治疗；有明确感染灶者应去除感染灶；加强支持治疗。

第二篇 疾病与护理

1）观察体温变化，如有发热，则可能并发其他感染，应引起重视，及时处理。

2）注意有无咽痛、咽干、流涕、咳嗽、咳痰等呼吸道感染症状。

3）注意加强口腔、鼻腔、眼部、尿道口及肛周的护理。

4）做好皮肤护理，防止皮肤破溃。

5）合理饮食，保证饮食清洁卫生并易于消化。

6）用环磷酰胺、甲泼尼龙治疗期间，可使中性粒细胞活性降低，易造成感染，应及时预防及处理。

总之，由于低蛋白血症及免疫球蛋白降低，致使机体抵抗力降低，极易继发感染。因此，应注意隔离、护理与治疗，严禁携带患儿去人员过于密集的场所。

32. 导致肾病综合征患儿疾病复发的常见原因有哪些？如何预防？

让肾病综合征儿童及家长最苦恼的是疾病的复发，这主要指的是对激素或免疫抑制剂敏感的孩子。家长在遵照医嘱使用了激素或免疫抑制剂以后，患儿很快尿量增多、尿蛋白转阴，家长在高兴之余也有些隐约的担忧，因为它复发的可能性非常大，有时甚至是不明原因的。根据多年临床经验，我们总结了引起疾病复发最常见的原因及预防措施：①感染。这通常是导致肾病综合征复发的主要原因。因为肾病综合征儿童免疫力低下，蛋白质营养不良，再加上应用糖皮质激素（如醋酸泼尼松）或免疫抑制剂（如环孢素）治疗，使儿童极易合并各种感染，最常见的是上呼吸道感染（俗称感冒），其次是皮肤黏膜感染，泌尿道感染，消化道感染，口腔、鼻咽部感染等。为了减少感染所致的疾病复发，积极预防感染是最主要的。家长对肾病综合征儿童一定要悉心照顾，不要嫌琐碎麻烦。平时应注意个人卫生，饭前便后勤洗手，保持皮肤的清洁、干燥，及时更换内衣、内裤；居室应开窗、开门通风换气，保持室内空气新鲜；保持儿童用物清洁；为了减少上呼吸道感染的发生，儿童避免到人群密集的公共场所（如电影院、游乐园等），外出时应戴口罩；当天气变化时，应注意增减衣物，以防受凉感冒；在感冒流行季节，应避免接触患者，以防交叉感染；同时应注意口腔卫生，早晚刷牙、进食后漱口，以防龋齿的发生；不吃不洁的饮食。若怀疑感染应及时就医、积极治疗。②糖皮质激素（如醋酸泼尼松）疗程不足。未遵医嘱正规服药，擅自过早减量或停药。为了减少糖皮质激素（如醋酸泼尼松）疗程不足引起疾病的复发，建议儿童及家长遵医嘱正规服药并观察副作用。③劳累。作息制度安排不合理，导致过度劳累，如长时间的跑、跳及剧烈体育运动等。为了减少劳累导致的疾病复发，建议儿童合理安排一天的作息，做到劳逸结合，避免剧烈运动。户外散步是可以的，以患儿不感觉劳累为度。④保持心情愉快，不要给予患儿过多的压力。⑤饮食。高蛋白质、高脂肪饮食可导致疾病复发，肾病综合征患儿的饮食原则是：低盐、低脂、低蛋白质饮食。当患儿出现水肿或高血压时，建议适当限盐、限水，当水肿消退、血压恢复正常时，恢复正常饮水量，盐的摄入也应接近正常（菜中应能尝到盐味）；食用油建议选择植物油（如花生油、玉米油等），量应适当控制；含蛋白质丰富的食物也应适当控制摄入量，选择优质蛋白质食物（如鱼肉、鸡肉、猪肉、牛奶、鸡蛋等）；如既往对某种食物过敏，建议不再食用。

33. 肾病综合征患儿会并发哪些电解质紊乱？当发生电解质紊乱时，有哪些临床表现？如何处理？

肾病综合征的儿童由于肾的滤过和重吸收功能发生障碍，易出现电解质紊乱，临床常见的电解质紊乱有低钠、低钾及低钙血症。

（1）低钠血症：肾病综合征儿童出现水肿或高血压时，为了减轻水肿、降低血压，一般要求孩子低盐（或无盐）饮食，但当孩子尿蛋白转阴、病情平稳后即可给予普通饮食。不用过分限制钠盐摄入，只要求饮食清淡就可以了。如果无限制地长期限制（或禁止）食盐摄入或长期食用不含钠的食盐代用品是不恰当的,容易引起低钠血症的发生。频繁使用利尿剂以及感染、呕吐、腹泻等因素也可致低钠血症的发生。低钠血症的临床表现有厌食、乏力、懒言、嗜睡、血压下降甚至出现休克、抽搐等。为了防止低钠血症的出现,家长应注意防止感染;注意观察孩子有无不适的症状;多了解一些有关营养方面的知识,注意营养均衡,不要走极端;当肾病综合征患儿出现水肿、高血压时,短期限制盐的摄入,当水肿消退、血压正常后不必继续限盐,恢复正常饮食,以清淡为宜,不要盲目限制孩子盐的摄入;定期到医院复查血电解质情况。一旦家长觉得有发生低钠血症的可能,必须及时就诊。处理原则首先应是控制水的过多摄入,以避免人为造成的低钠血症的发生。重症患儿立即住院治疗,根据情况

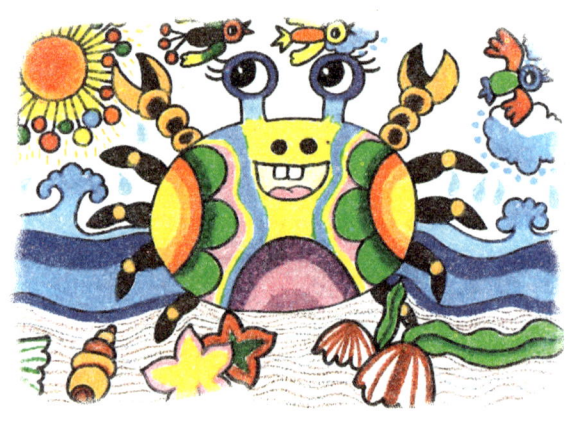

给予高张盐溶液以升高血钠。伴有休克的患儿先给等张液扩容，可用生理盐水静脉滴注治疗。

（2）低钾血症：钾离子是人体最重要的阳离子之一，发挥着重要的生理功能。低钾血症是患肾病综合征的儿童比较常见的一种电解质紊乱，发生的原因和低钠血症大致相同。主要是由于为了让孩子减轻水肿而过多使用利尿剂、感染或其他因素引起呕吐、腹泻等造成钾的丢失，以及长期禁用含钾丰富的食物等，均可导致低钾血症的发生。主要表现为神经系统、心血管系统及泌尿系统的损害。包括：①神经系统，神经肌肉兴奋性降低，表现为精神萎靡、反应低下、躯干和四肢无力、腹胀、肠鸣音减弱或消失、腱反射减弱或消失。重者出现呼吸肌麻痹或麻痹性肠梗阻。②心血管系统，出现心律失常、心肌收缩力降低、血压下降甚至心力衰竭，心电图表现为T波低宽、出现U波、QT间期延长、T波倒置以及ST段下降等。③泌尿系统，低血钾使肾浓缩功能下降，出现多尿，长期低血钾可致肾单位硬化、间质纤维化。如何防止低钾血症的发生呢？研究证明：人体内的钾主要来自于食物，所以不要盲目限制含钾丰富的食物的摄入，蔬菜和水果中的含钾量比较丰富，是钾的最好来源。如孩子出现低钾血症，可根据医嘱口服缓慢补钾或以静脉输入，但前提是孩子未处在少尿或无尿阶段、病情允许的情况下。

（3）低钙血症：钙是人体内含量较多的一种矿物质，

对维持生命起着至关重要的作用。肾病综合征时由于血白蛋白下降，可致总钙水平下降，游离钙也下降。本病还有显著的维生素D代谢改变：血中维生素D结合蛋白自尿中漏出，体内维生素D不足，影响肠钙吸收，使血钙下降；在伴有肾小管功能改变的某些肾病综合征，还可能影响$1,25-(OH)_2D_3$的生成；此外，长期应用糖皮质激素也会进一步加剧维生素D和钙代谢紊乱。由于血钙下降，反馈性出现甲状旁腺功能亢进，骨钙化和吸收异常。临床表现有低钙血症、循环中25-羟骨化醇下降、血中甲状旁腺激素增高、骨软化和纤维性骨炎，于生长迅速的小儿时期这些变化尤为显著。故对激素耐药、复发频繁、长期应用糖皮质激素的肾病综合征患儿宜补充维生素D和钙剂。钙的最好食物来源是乳类及乳类制品，不仅含钙量丰富，而且易于吸收。天气暖和时，建议多到户外活动。

34. 引起肾病综合征患儿发生低血容量性休克的诱因有哪些？如何处理？

部分肾病综合征儿童的血容量低，严重者甚至会发生低血容量性休克，如果救治不及时很可能会危及生命。有很多家长因对这一病情变化的机制不太清楚而困惑，明明看到孩子水肿很明显，认为孩子"身体里的水"应该是多的，怎么会低呢？其实，您所看到潴留在孩子体内的那些水，它们没有在血管里，都是储存在皮下组织中。为什么呢？这是因为患肾病综合征的儿童因大量蛋白尿导致低白蛋白血症、血浆胶体渗透压降低，其循环系统呈现不稳定状态，血管内的液体因胶体渗透压降低而渗透到血管外，在某些诱因下易导致低血容量，表现有血压低、皮肤及口唇干燥、口渴、指尖及甲床微循环差，严重者出现低血容量性休克。家长也不必过分担心，虽然部分肾病综合征患儿的血容量低，但并不是说这些患儿都会发生低血容量性休克。只是在某些诱因下才会发生，这些诱因有：①导致体液丢失的因素，如呕吐、腹泻、强力利尿、失血、放腹水；②患儿长期饮食中限盐；③长期大量应用糖皮质激素，有可能反馈性抑制肾上腺皮质功能，当突然停用或某些应激情况（如伴发感染）则可出现皮质激素不足、机体保留水钠能力不足。为了防止低血容量性休克的发生，肾病综合征儿童出现呕吐、腹泻时，应注意补液，不要盲目限制孩子饮食中盐的摄入。如孩子出现低血容量性休克时，在治疗中应注意：①有体液丢失者应及时补充（包括含钠液）；②长期应用糖皮质激素的孩子在补液同时给予氢化可的松5~10mg/(kg·d)静脉输注；③有条件时补充血浆或其代用品以维持有效血容量。

35. 引起肾病综合征患儿高凝状态及血栓、栓塞的原因有哪些？会出现哪些临床表现？如何处理？

肾病综合征患儿易发生高凝状态及血栓、栓塞并发症的原因是：①肝合成有关凝血的物质增加，如纤维蛋白原，第Ⅴ、Ⅷ因子增加；②抗凝血酶Ⅲ自尿中丢失；③血浆纤溶酶原活性下降；④高脂血症时血黏稠度增加，血小板聚集增强；⑤感染或血管壁损伤可激活内源性凝血系统；⑥皮质激素的应用促进形成高凝状态；⑦利尿剂的应用，使血液浓缩。

近年来随着检查技术的提高，轻型、无临床症状者也得以诊断，故此类并发症的发现似有增多。此类并发症中以肾静脉血栓形成最为临床重视，急性典型病例表现为骤然发作的肉眼血尿或血尿加重、腰痛，双侧者还可有肾功能减退，检查时有脊肋角压痛、肾区肿块。慢性者则临床症状不明显，仅为蛋白尿持续不缓解。X线检查示患侧肾增大、输尿管切迹。B超检查除肾大外，可见肾静脉内血栓。必要时可行肾静脉造影。除肾静脉血栓形成外，可出现：①两侧肢体水肿程度差别固定，不随体位改变而变化，多见于下肢深静脉血栓形成。②皮肤突发紫斑并迅速扩大。③阴囊水肿呈紫色。④顽固性腹水。⑤下肢疼痛伴足背动脉搏动消失等症状及体征时，应考虑下肢动脉血栓形成。⑥股动脉血栓形成是儿童

第二篇 疾病与护理

肾病综合征并发的急症之一,如不及时溶栓治疗可导致肢端坏死甚至截肢。⑦不明原因的咳嗽、咯血或呼吸困难而无肺部阳性体征时要警惕肺栓塞,其半数可无临床症状。⑧突发偏瘫、面瘫、失语或精神改变等神经系统症状,在排除高血压脑病、颅内感染性疾病时要考虑脑栓塞。血栓缓慢形成者其临床症状多不明显。

肾病综合征中有显著白蛋白低下（<20g/L）、高脂血症、应用糖皮质激素、尿蛋白持续不降者应警惕此类并发症的发生,可检测血小板计数、纤维蛋白原、血和尿中D-二聚体以进行初筛,再视条件进行其他有关检查。为了防止肾病综合征儿童发生血栓或栓塞并发症,鼓励孩子下床活动,对长期卧床的儿童应鼓励其双腿活动；长期发热、呕吐、腹泻的孩子,应注意适当增加饮水量,避免血容量不足、血液浓缩；尽量避免股部血管穿刺。已有血栓并发症者的治疗目标是使血栓不再发

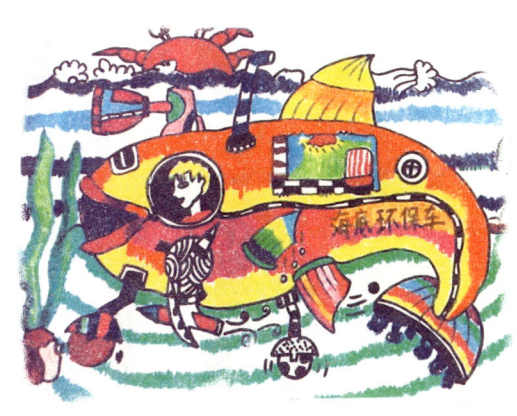

展,不形成新的血栓,不发生栓子脱落。采用普通肝素、小分子肝素或华法林维持治疗,同时适当限制孩子活动。

36. 导致肾病综合征患儿发生急性肾衰竭的原因是什么?出现急性肾衰竭时的临床表现是什么?如何处理?

当肾病综合征患儿出现少尿并逐渐加重或无尿表现,持续一周甚至更长时间,医生可能就会考虑患儿在原有肾病综合征基础上并发了急性肾衰竭。肾病综合征并发急性肾衰竭主要有三类:肾前性、肾性、肾后性。可能的病因有以下6种:①血容量不足或低血容量性休克时,肾血液灌注不足,出现少尿或无尿,可致肾前性氮质血症,如其持续存在可导致急性肾衰竭。②肾小球病变严重,此类原因最为常见,尤其是增生性肾小球肾炎可有明显肾小球滤过率(GFR)下降。③肾小球增生性病变不显著且无明显低血容量诱因者也可出现急性肾功能减退,此类情况近年受到重视,其原因可能是由于肾间质显著水肿、肾小管被蛋白管型阻塞致近端小管和肾小囊内静水压增高,导致肾小球有效滤过率下降;或由于肾小球脏层上皮细胞足突广泛融合、有效滤过面积减少所致,治疗此类情况常需积极利尿。④由于应用非类固醇消炎药、利尿剂、抗生素诱发的间质性肾炎,除一般肾衰竭表现外,还常有发热、皮疹、血及尿中嗜酸细胞增加、血中IgE增高。治疗应停用有关药物及应用皮质激素。⑤原肾小球病变本身恶化或于原有基础上又发生了新月体肾炎性病变（易见于膜增生性肾炎）。⑥任何原因引起的尿路梗阻都可引起急性肾衰竭，此类为肾后性。

临床表现：患儿具有大量蛋白尿、低蛋白血症、水肿等表现，在病程中突然发生少尿加重或无尿（也可无少尿表现）。其他原因引起的急性肾衰竭有其相应的表现，如发生肾静脉血栓，患儿可感到腰肋区疼痛及腹部压痛，伴有程度不等的血尿，有时可出现肉眼血尿。患儿可有血容量不足的表现，如血压骤然下降、颈静脉塌陷、立位低血压、脉压下降、脉搏细数，甚至发生休克等。

治疗：急性肾衰竭是肾病综合征的严重并发症，如处理不当可危及生命，若及时给予正确处理，大多数患儿可望恢复。治疗的关键在于早期发现、合理治疗。具体措施是：①少尿期要严格控制水分摄入。遵照医嘱使用利尿剂（如呋塞米），以冲刷阻塞肾小管的蛋白管型；严格记录出入量。②血液透析：利尿无效，并已达到透析指征的患儿，应给予血液透析以维持生命。③病情观察：严密监测生命体征的变化，注意血压波动、心功能情况。④碱化尿液：可口服碳酸氢钠碱化尿液，以减少蛋白管型形成。⑤多尿期注意水和钠的补充。⑥积极控制感染，保护肾功能。

37. 肾病综合征与肾小球肾炎的区别是什么?

肾病综合征主要是由于肾小球疾病引起的,肾小球通透性增高,致使血中大量蛋白质从尿中丢失,从而导致的一种临床综合征。主要临床表现为大量蛋白尿、低蛋白血症、高胆固醇血症、不同程度的水肿。其病程大多较长,除了注意休息、利尿外,一般要用肾上腺皮质激素及免疫抑制剂治疗。

肾小球肾炎也是儿科常见病,多有少尿、血尿、水肿、高血压,常伴蛋白尿。治疗上主要是休息、利尿、降压,酌情使用抗生素。

为了能让您了解得更清楚,我们列表说明:

	急性肾小球肾炎	肾病综合征
水肿	多为轻、中度	多为重度,严重的伴有胸腔积液、腹水
其他表现	少尿、血尿、蛋白尿	大量蛋白尿、低蛋白血症、高胆固醇血症

38. 小儿泌尿道感染有何特点?

泌尿道感染是小儿的常见病,占儿童泌尿系统疾病的

13%。本病可发生于小儿任何年龄,由于生理特点的差异,女孩发病率较男孩高。年龄越小的孩子,患泌尿道感染后全身症状越明显,而局部排尿刺激症状(如尿频、尿急、尿痛)多较轻,再加上幼童的表达能力差而易被家长忽视,很多儿童患泌尿道感染所表现的是无症状性菌尿,隐匿性较强。如未能早发现、早治疗,会导致病情迁延,病程超过6个月以上,疾病由急性转化为慢性。急性一般预后良好,而转化为慢性则预后大多不良。婴幼儿泌尿道反复感染可导致肾发育障碍和肾瘢痕形成,造成永久性的肾实质损害,后果远较成人严重。据统计,小儿有症状的泌尿道感染中,约30%有肾瘢痕形成,多发生在5岁以前,而其中约50%存在膀胱输尿管反流,以后即使已无菌尿,损害也会随着年龄增长而加重,甚至发生肾衰竭。反复泌尿道感染的儿童,要考虑是否伴有尿路畸形,应行影像学检查,如B型超声检查、静脉肾盂造影等。若存在明确的尿路畸形,应给予纠正。如发现菌尿,不管有无泌尿道感染的症状,均应积极彻底治疗。

39. 为什么女孩比男孩更容易发生泌尿道感染?

(1)从生理角度上来讲,女孩尿道的长度比男孩尿道短,而且尿道外口与肛门距离较近,容易造成粪便的污染。

(2)女孩尿道口与阴道口的距离非常近,青春期的女孩如不太注意的话，经血及阴道分泌物均可污染尿道口。

（3）小孩子排便后如果肛门没有擦干净而弄脏内裤，进而污染尿道口；或擦肛门时从后向前擦（应从前向后擦），粪便一样会污染尿道外口，均可造成泌尿道的上行性感染。女孩由于尿道外口与肛门距离较近，尤其易被粪便污染。

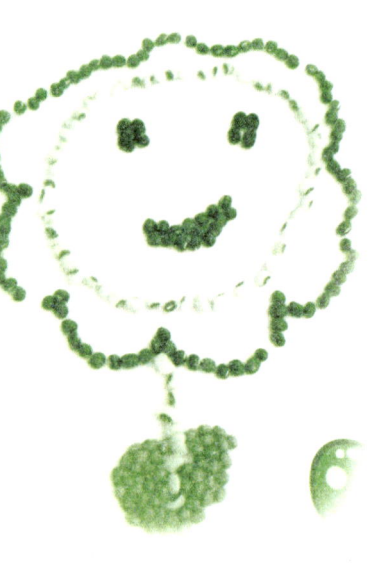

（4）小婴儿尽量避免穿开裆裤，穿开裆裤会使尿道外口直接与外界接触，很容易被致病菌污染而引起感染。女孩尿道口比男孩短，更易引起逆行感染。

（5）肠道蛲虫爬行至尿道也可引起感染，但较少见。

（6）小婴儿尽量避免长期使用透气性差的一次性尿布，会使臀部皮肤的新陈代谢不畅；青春期的女孩长期穿透气性差的紧身裤，如牛仔裤等，导致会阴部潮湿，也是引起感染的原因。

（7）由于生理特点不同，女孩在清洗会阴时应尽量用淋浴而不用盆浴，方法要正确（由前向后清洗），清洗时要用专用的清洁用具，用物不洁或方法不对都可造成感染概率增加。

40. 儿童泌尿道感染的常见病因有哪些？常见的感染途径是什么？

泌尿道感染是指病原菌直接侵入尿路而引起的尿路黏膜或组织的损伤（又称尿路感染），根据病原菌侵入的部位不同，分为肾盂肾炎、膀胱炎、尿道炎，前者又称上尿路感染，后两者又称下尿路感染。儿童时期尿路感染时很少局限在某一部位，故常统称为尿路感染。年龄越小的儿童，泌尿道感染的临床表现越不典型，主要表现为发热，给诊断带来困难，所以发热的儿童，在排除常见的呼吸系统及消化系统感染性疾病时，应考虑泌尿道感染。任何致病菌均可引起泌尿道感染，但最常见的是革兰阴性杆菌，其中以大肠埃希菌为主，少数为肠球菌和葡萄球菌。

引起泌尿道感染的常见途径有四种：①上行性感染，是最常见的感染途径，致病菌从尿道外口逆行至膀胱、输尿管，再移行至肾，引起肾盂肾炎。正常人前尿道和尿道口周围有细菌寄生，这些细菌来自粪便，女性常来自阴道分泌物污染，此感染途径最主要的致病菌是大肠埃希菌。②血源性感染，有全身性化脓性感染和炎症病灶时，细菌经体内的感染灶侵入血液，到达泌尿道而引起感染，其主要致病菌是金黄色葡萄球菌。③淋巴途径感染，结肠内的细菌和盆腔感染通过淋巴管感染肾，但此感染途径极少见。④直接感染，外伤或肾周围的器官发生感染时，细菌可直接侵入肾而引起感染，此途径也少见。

41. 护理泌尿道感染的患儿应注意什么？

（1）首先应该及时到医院就诊，查清楚引起泌尿道感染的原因，是由于不洁的习惯、存在泌尿系统畸形导致的膀胱尿液反流引起，还是其他因素引起。明确了发病原因，才能采取有针对性的护理措施。

（2）有些孩子在家长护理很到位的情况下，仍然频繁出现泌尿道感染。这种情况可能提示存在泌尿系统畸形导致膀胱尿液反流，从而引起泌尿道反复感染的可能性大。应该及时就诊，确定治疗方案。

（3）因其他因素（感染因素）引起泌尿道感染的儿童在急性期会出现发热、尿频、尿急、尿痛等症状，此时应注意卧床休息，多饮水，遵照医嘱服药。当症状减轻后再下床活动，但仍要多饮水、勤排尿，排尿有利于泌尿道的冲洗，从而减少致病菌在膀胱内停留的时间，有利于疾病的治疗。

（4）由于生理特点不同，女孩泌尿道感染的发病率较男孩高。因此女孩更应注意保持会阴部的清洁。每次排便后应遵循从前向后（也就是从尿道口向肛门）的顺序擦净臀部，而不要反方向。晚上睡前清洗臀部，最好用流动水清洗。男孩则要注意清洗包皮处的污垢。勤换内裤。小婴儿应勤换尿布，勤洗会阴部。

（5）日常饮食注意选择清淡、易消化、营养丰富的食物。养成多饮水、不憋尿的好习惯。处于泌尿道感染急性期的孩子，应多进食一些流质或半流质的食物以利于多排尿。发热的儿童，实施降温措施后，出汗增多，盛夏季节也会大量出汗，都应及时更换内衣、内裤，防止细菌繁殖导致感染。

（6）严格遵医嘱正规服药，以防止副作用的发生。如使用磺胺类药物治疗的儿童，为防止磺胺结晶的形成引起尿闭，服药期间应多饮水，并注意有无过敏反应。同样也要根据药物的特性来决定服药时间，为避免口服抗菌药物引起的恶心、呕吐、食欲减退等胃肠道症状，可采取饭后服药。另外，肾功能不全的患儿应慎用此类抗生素。

（7）急性泌尿道感染的患儿经合理治疗、护理后，大多数能迅速恢复，但大约半数儿童可有复发或再感染。慢性泌尿道感染的患儿可迁延多年不愈直至肾功能不全，特别对伴有先天泌尿道畸形或泌尿道梗阻者，如未得到及时矫正，预后不良。

（8）因本病容易复发，且可无明显症状，所以定期随访非常重要。一般急性感染的患儿，于抗生素治疗疗程结束后每月随访1次，做尿常规检查和中段尿培养，连续3个月，如无复发，可认为治愈；对反复发作的儿童，每3～6个月复查1次尿常规和中段尿培养，这样坚持2年时间或更长。

42. 如何预防儿童泌尿道感染？

泌尿道感染是儿童时期常见的感染性疾病之一，如治疗不及时、不彻底，常会反复迁延，所以做好本病的预防、降低发病率尤为关键。预防措施如下：

（1）加强营养、体育锻炼，增强体质是预防泌尿道感染最重要的措施。

（2）养成良好的卫生习惯，勤换内裤、勤洗外阴。清洗外阴时，用温开水即可，尽量不要长期用高锰酸钾溶液及其他消毒剂，如肥皂等（它可以改变尿道酸碱度而易发生感染）。采用冲洗方式，女孩冲洗时由前向后，单独使用洁具；男孩应及时处理包茎，清除污垢。

（3）排便后擦拭肛门应由前向后，以免粪便污染尿道外口，引起感染。

（4）积极治疗各种感染性疾病，以防细菌入血引起泌尿道感染。

（5）幼儿尽早穿满裆裤。

（6）在给幼儿选择尿布时，尽量选择透气性好、吸水性强的纯棉布。

（7）裤子应宽松、柔软、透气性好。

（8）女孩经期应注意卫生，多饮水、勤排尿、不憋尿。

（9）女孩如有处女膜伞，应及时处理。

（10）及时矫治泌尿道畸形，防止泌尿道梗阻或肾瘢痕形成。

43. 如何护理紫癜性肾炎的患儿？

过敏性紫癜的患儿很容易出现肾受损的临床表现，肾症状多发生在起病的1个月内，亦可在病程更晚些时候出现，多于皮肤、关节、胃肠道症状消失后发生。如果过敏性紫癜的患儿肾出现病变即称为紫癜性肾炎，临床表现为血尿、不同程度的蛋白尿、水肿（但水肿一般不重），部分儿童还可出现血压升高，肾是否出现病变可直接影响过敏性紫癜患儿的预后。家长在配合医生积极治疗的同时，应重视本病的日常护理工作，儿童衣着应宽松、柔软、透气性好，并保持清洁、干燥；注意个人卫生，保持皮肤清洁，防止擦伤和抓伤，如有破溃应及时处理，可选用温和的外用药物治疗，防止感染和出血；洗澡时避免用刺激性强的肥皂或粗糙毛巾擦洗皮肤；关节疼痛及肿胀的儿童，患肢摆放于舒适体位，保持关节适宜的功能位；出现腹痛的儿童，家长应注意观察孩子大便的次数及颜色，同时注意腹痛的部位、疼痛的性质及程度，并及时报告医生，儿童应卧床休息，禁止腹部热敷，以防肠出血；有消化道出血（如呕血或便血）的儿童应给予无渣的流质或半流质饮食（如米汤），出血量多时应禁食，经静脉补充营养，忌食鱼、虾、海鲜、奶、蛋等易致敏的高蛋白质食物；观察尿色、尿量，定时做尿常规检查；遵医嘱规律用药，观察药物不良反应，定期复查；避免一切诱发或加重疾病的因素，如感染、饮酒及进食辛辣刺激性强的食物、药物和精神刺激等；儿童应保持情绪稳定、生活规律和睡眠充足。

本病预后一般良好，如肾未有病变，一般持续1～6周可恢复，除少数重症儿童死于肠出血、肠套叠、肠坏死或神经系统损害外，大多痊愈；如肾受累，病程常迁延，可持续数月或数年，极少数发展为肾功能不全。

44. 如何护理狼疮性肾炎的患儿？

系统性红斑狼疮是一种累及多系统、多器官的具有遗传倾向的自身免疫性疾病。面部蝶疹是本病最常见的症状，大多数有关节症状，少数还有心血管系统、呼吸系统、神经系统及其他系统的异常。肾常是易受累的器官,如肾受累即称为狼疮性肾炎。儿童病例中以10~14岁女孩多见,临床表现因临床分型的不同而有所区别。可表现为不同程度的水肿、蛋白尿、血尿、高血压及氮质血症。肾若发生病变可直接影响系统性红斑狼疮的预后,也是死亡的主要原因之一。在护理狼疮性肾炎患儿时,应嘱儿童卧床休息,少晒太阳,避免接触紫外线,保证营养。皮疹部位防止破损,可用30℃左右的温水湿敷红斑处,每天2~3次,每次15~30分钟,可促进局部血液循环,皮损局部禁止用刺激性较强的碱性肥皂、化妆品。狼疮性肾炎在治疗时通常使用糖皮质激素和免疫抑制剂,会使孩子免疫力低下,易造成感染,防止感染是非常重要的。要注意口腔、皮肤、会阴部清洁卫生,尽量避免呼吸道、消化道的感染。关节痛的儿童,注意安全防护,可采用舒适的体位,还可选用关节局部热敷、红外线、超短波等理疗方法以减轻疼痛。儿童出现发热时,应采取降温措施,如退热药或物理降温。总之,应早期治疗;遵医嘱正规服药;定期复查;积极防治感染;尽量避免一切诱发或加重疾病的因素,如日晒、感染、药物和精神刺激等;另外,孩子在日常生活中应注意休息、劳逸结合,避免剧烈劳动,不要让孩子过分紧张,注意饮食卫生,预防感冒。

近年来,医学领域对系统性红斑狼疮的认识及治疗水平逐步提高,目前早期治疗的比率大大提高,狼疮性肾炎的预后明显改善。但同时因继发感染而造成病情恶化的病例却仍有发生，这是个值得注意的问题。

45. 什么是尿毒症？对孩子有什么影响？

顾名思义，"尿毒症"就是"尿的毒素留在血中"，使人体"中毒"，是肾脏病发展到一定阶段所产生的严重后果，控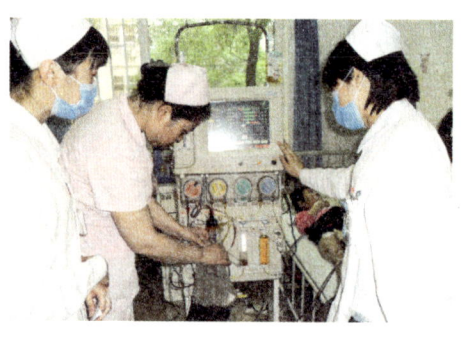制不好甚至可危及生命。我们知道，肾是人体重要的"排毒"器官，各种原因导致的肾功能损害加重至一定程度，都会影响代谢废物的排出，排不出的废物在体内蓄积，可对全身各个脏器造成损害。例如，尿毒症可以导致贫血、心血管病变和神经系统损害。总之，尿毒症会给孩子的身体健康和生长发育带来不可估量的影响。

46. 慢性肾衰竭患儿出现皮肤瘙痒时怎么办？

慢性肾衰竭患儿由于肾排泄功能障碍，导致大量的代谢

第二篇 疾病与护理

产物及毒素潴留于体内，这些毒素容易导致慢性肾衰竭患儿的皮肤汗腺、皮脂腺萎缩，从而使毒素排泄不畅而沉积于皮肤，刺激皮肤产生瘙痒。皮肤瘙痒势必影响孩子的休息，对疾病的康复不利，如何帮助患儿止痒，可以从以下几方面着手：

（1）当皮肤瘙痒时，患儿会感觉很难受，会抑制不住地去抓痒，来减轻瘙痒引起的不适，这样很容易抓破皮肤。患慢性肾衰竭的儿童由于皮肤的抵抗力下降，皮肤破损通常愈合较慢，易导致细菌感染，加重病情。年龄大的孩子有一定的自制力，家长应向其讲明抓破皮肤的严重后果，说服其不要随意用指甲抓痒，可用手心或手背轻轻揉痒处；年龄小的孩子，建议家长经常修剪孩子指甲或给孩子戴手套。如果实在难以忍受，家长可帮助孩子适当抚摸皮肤以减轻痒感，也可以找一些儿童感兴趣的游戏或玩具来转移其注意力。

（2）减少洗澡次数，洗澡过于频繁，皮肤经常受到皂液的刺激会使痒感加重，尤其是冬春季节空气湿度小时更易如此；洗澡后可适当涂抹一些具有保湿功能的护肤品；洗澡时，水温不宜过高，时间不要太长，搓洗时用力不要太大；尽量选择中性或弱碱性的香皂、沐浴露等，一定要冲洗干净。

（3）选择宽松、低领、柔软、透气性好、吸水性强的纯棉内衣、内裤，衣着不要过多，过多的衣着会使孩子感觉燥热、出汗而增强痒感。衣服经常换洗，保持清洁、干燥，清洗时一定要将衣物上的洗涤剂清洗干净。最好放在日光下晾晒。

（4）保持室内适宜的温、湿度，经常开窗通风换气，保持空气新鲜、凉爽，冬天空调或暖气温度不能太高。如室内湿度太小时，可通过湿式拖地或利用加湿器等方法来保持空气中的湿度，减少皮肤水分的蒸发，减轻皮肤瘙痒。

（5）多吃蔬菜、水果。定时、定量喝水，少吃辛辣、刺激的食物。

（6）如孩子皮肤瘙痒实在难以忍受，建议到皮肤科就医，在医生指导下用药，切忌在家乱用药物止痒。

47. 为什么说腹膜透析是更加便捷的透析方式？

腹膜透析和血液透析一样可以净化血液，不同的是腹膜透析不需要使用透析机，它利用腹部内部的一个空腔——腹腔来进行透析治疗。

腹膜透析具有很多优越性：①费用低，可在基层医疗单位或家庭使用。②无须依赖机器，可灵活安排治疗时间。③可以在任何地方更换腹透液，便于日常生活和学习。④学习起来比较简单，家长经过训练，可在家中为自己孩子做透析，能够做到生活自主，独立性较强。⑤保护残余的肾功能，且对机体内环境影响小。⑥对饮食的限制较少。

腹膜透析虽然具有很多优越性，但还有一些问题需要提醒您注意，当您为孩子更换透析液时，一定要牢记以下原则：①消毒双手的设施（最好是流动水）齐备。②房间清洁干燥，定时通风，湿扫、无尘土。③通风设施良好，保证光线充足。④透析时房间要安静、无噪声。⑤家里不要圈养宠物。⑥需要有一定的清洁空间存放透析液等透析物品。⑦换液过程必须保证绝对无菌。

总之，腹膜透析为肾衰竭儿童清除身体中蓄积的水分和代谢废物，在一定程度上取代了孩子已无法再继续"工作"的肾，为您的孩子能够得到进一步的治疗或进行肾移植赢得了宝贵的时间。

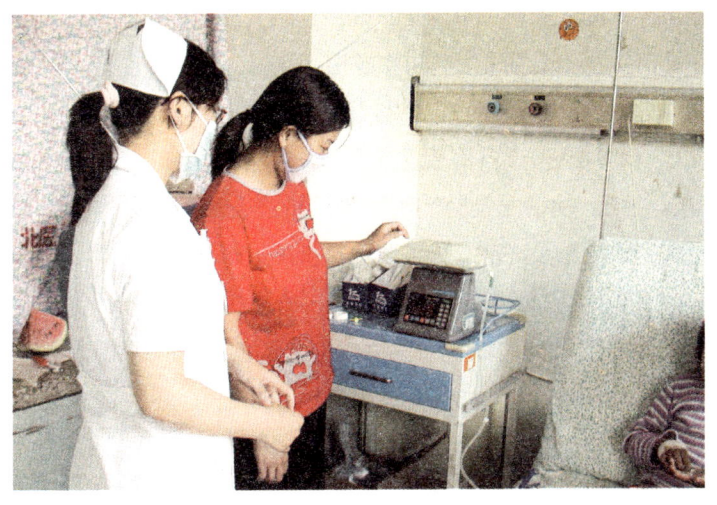

48. 儿童腹膜透析护理中应注意哪些问题？

腹膜透析是抢救急、慢性肾衰竭和某些药物中毒的有效方法。同其他很多治疗方法一样，腹膜透析也会出现一些并发症，如最常见的感染性腹膜炎，还有肺部感染、腹痛、营养不良等。因此，儿童腹膜透析护理中应注意以下问题：

（1）为孩子设置单人房间，保证房间内的空气流通、光线充足、温湿度适宜。有条件的话，每日紫外线照射两次（上、下午各一次），每次20～30分钟。每天用配置好浓度的消毒液擦拭用物及拖地最少两次。每日更换内衣、内裤。透析用物放在房间内的专门位置，且要做到只有能熟练帮助孩子操作的人员才能动用，家里其他人不能随便碰触。帮助孩子操作的人员应尽量固定，并经过医护人员的正规培训。

（2）家长与医生之间要多相互交流，最大限度地减轻家长顾虑，使之增强信心，有利于充分配合。

（3）经常查看腹膜透析物品，做到保存得当，没有潮湿、破损。视情况及时购买腹膜透析液及其他透析物品，不要因为缺少物品或药品导致腹膜透析被迫暂时中断。

（4）加强对孩子的饮食管理，给予高热量、易消化的食物，以提高机体的抵抗力。注意饮食的清洁。严密观察孩子的生命体征变化，包括体温、脉搏、呼吸、血压，还应观察孩子的精神状态。

（5）每天清洁口腔和会阴部1~2次，能够自理的儿童可协助其饭后漱口，不能够自理的儿童可由家长或医护人员为其用清水或淡盐水棉球擦洗口腔（此过程中注意防止呛水，棉球放入口腔前要尽量拧干，切不要遗落在口腔内）。腹壁切口隔天更换敷料，有渗出时及时更换。

（6）进行腹膜透析操作时，应洗净双手、戴口罩，严格按无菌操作规程操作。腹膜透析操作应在清洁的环境中进行，防止人为污染。

（7）透析时可根据情况让儿童采取卧位、半卧位或适当抬高床头，排液时帮助转换体位，有利于引流通畅，亦可预防褥疮发生。

（8）年长儿腹膜透析治疗时，每次输入时间以15分钟为宜，幼儿则可根据透入量的多少及孩子的耐受程度来决定，但也不能过长。透入液的温度应考虑季节变化，冬季一般为36~37℃，夏季一般为35~36℃即可。

（9）及时发现感染征象，密切观察体温变化，注意腹部有无压痛，并仔细观察流出液的颜色、性状及量，观察有无混浊及絮状物，应定期留取标本做细菌培养。

（10）透析的儿童应设立专用透析记录单，需详细记录透入和透出的时间、透入量和透出量、两者的差量、透析液中所加入的药物种类和剂量。同时记录出入量和病情变化。

（11）每日清晨空腹（引流出透析液后）测量体重。每4

小时测量血压、体温、脉搏、呼吸各一次。

（12）家长应在医护人员的帮助下尽快学会并熟练掌握透析的操作流程和注意要点，如透析液怎样正确加温，透析时开放、夹闭管道的顺序，如何保证管路不被人为污染等要点。

（13）每次透析结束时，一定要记住夹闭管道，管端处套上一次性无菌碘伏帽，外部短管用无菌纱布包扎，根据不同孩子的特点将外部短管妥善固定在孩子腹壁上（用胶布或缝制适宜的兜肚都可以）。

49.家长如何在家中为慢性肾衰竭患儿做腹膜透析？

由于慢性肾衰竭的恢复是一个长期的过程，很多慢性肾衰竭患儿需要在家中长期进行腹膜透析。从统计资料分析来看，在家中做腹膜透析的感染发生率与家长的操作是否规范、家庭环境是否清洁、儿童心情是否舒畅、机体抵抗力强弱和交叉感染机会的多少有关。在家

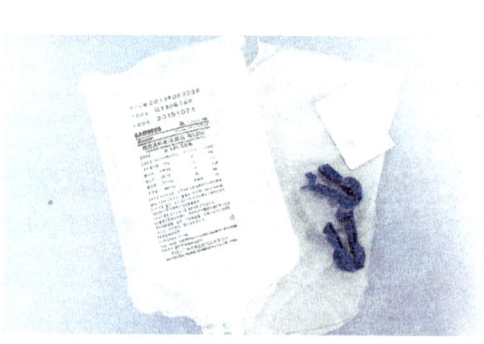

中做腹膜透析治疗之前，家长须懂得一些腹膜透析的基本常识，如无菌操作、正确洗手方法、药物的识别、注射器刻度的辨认等。因此在出院前，病房护士与家长应充分沟通，保证家长能够高质量地完成腹膜透析全过程。

在家中做腹膜透析的具体方法简述如下：

（1）操作前准备：环境要清洁无尘，有条件者室内可先用紫外线消毒30分钟。操作者双手用肥皂加流动水冲洗干净，戴好口罩和帽子。再检查腹膜透析液是否在有效期内，腹膜透析液内是否有异物，袋是否漏液，若漏液则不能使用。将符合标准的腹膜透析液加温到适合温度（根据室温和气候以及儿童的身体状况而定）。

（2）具体操作：按常规程序和方法正确连接腹膜透析管的各个部分。如有腹痛应减慢放液速度，必要时放出腹膜透析液。如排出液混浊，可遵照医嘱马上冲洗至液体清亮，并遵照医嘱适当加入抗生素等药物。如排出不畅可先变动体位，不见效要考虑到医院检查腹膜透析管的位置是否发生变动或者腹膜透析管阻塞。腹部插管伤口局部每周用2%碘酒擦涂1~2次后用无菌纱布包敷。如腹腔炎症经自行处理2~3次无效，或出现发热、全身水肿、胸闷、气急，应及时去医院处理。此外，应让儿童注意个人卫生，保证充足睡眠，卧室空气流通，常晒被褥、衣服，适当补充优质蛋白质如鱼、牛奶等，以增强抗感染的能力。

综上所述，腹膜透析是治疗急、慢性肾衰竭的主要肾脏替代疗法。与血液透析相比具有诸多优点，可以在家中透析，医疗费用较低，值得广泛推广。

50. 在日常生活中，家长如何护理高血压患儿？

日常生活中，家长在护理有高血压症状的肾脏病患儿时，应注意以下几点：

（1）生活规律，保证充足的睡眠，孩子休息或睡觉时要保持房间内安静，没有噪声，光线较暗。

（2）适当运动对于高血压患儿来说非常重要。运动时骨骼肌收缩，有利于促进血液循环；运动时可以消耗能量，降低血液中的胆固醇含量，起到降低血压的作用。但是，不是运动量越大、运动强度越强越好，因运动量过大、运动强度过强反过来会使血压升高。因此，高血压的患儿不适宜做剧烈运动，应选择有氧运动，如散步、慢跑等。

（3）按照医生的嘱咐定时测量血压。

（4）保持情绪稳定，因过度兴奋或过度悲伤会使儿童血压升高。避免儿童长时间哭闹。不要让孩子玩很刺激的电脑游戏。

（5）每天清晨要空腹测量体重。

（6）肾脏病儿童高血压时，大多有体内钠、水潴留，所以饮食应以清淡为主，但避免长期摄入无盐饮食从而导致低钠血症的发生；不建议摄食咸菜、腌菜等含盐量高的腌制食品。

（7）记录好孩子每天的液体出入量，保持液体出入量大致平衡。

（8）注意合理膳食，荤素搭配，多食新鲜蔬菜和水果，少食油腻、油炸类、膨化类食品。

（9）教育年长儿童不吸烟、不喝酒，不随便吃零食，保持乐观情绪。

51. 孩子出现高血压症状时，应注意哪些问题？

当孩子出现头痛、眩晕、急躁、呕吐，甚至视力障碍、过度兴奋、不安等症状时，可考虑是否有血压升高，立即给孩子测血压，确实有血压升高时应注意：

（1）应卧床休息，不可剧烈活动。

（2）安慰孩子，不要过分紧张。

（3）注意安全，防止意外，最好床四周加床档。必要时可在床上大小便，限制活动。

（4）饮食中要限制钠盐摄入，吃低盐饮食。

（5）日常生活中避免进食过多，因肥胖可加重高血压。

（6）保持大便通畅，排便时不可用力过大。

（7）平时注意遵照医嘱按时按量服用降压药，定时监测血压变化，观察服用降压药的效果。

（8）必要时立即带孩子去医院就诊，以免发生意外。在医生的指导下采取降压措施。

52. 当肾脏病患儿血压突然升高时，家长应该如何应对？

在继发性高血压中，肾脏病引起的肾性高血压所占比例很大，几乎每一种肾实质性疾病都能引起肾性高血压，如急性肾小球肾炎、慢性肾小球肾炎、肾血管病变等都会引起血压升高，慢性肾衰竭患儿大多也会出现高血压。

其中急性肾小球肾炎的患儿，在疾病早期易并发高血压脑病，血压往往较平时有一个明显的升高，年长儿会主诉剧烈的头痛、呕吐、复视或一过性失明，严重时突然出现惊厥、昏迷，家长容易及时发现。但年龄小的儿童不会主动诉说，容易被家长忽视，血压过高时可能导致心脑血管意外的发生。当孩子血压突然升高时，家长应该马上采取急救措施。

遇到这样的突发事件，家长切忌慌张，应马上就地进行血压调整，具体做法如下：

（1）保持安静，就地抢救，切忌大声呼叫及摇晃儿童。

（2）稳定儿童情绪，对哭闹儿童进行安抚。

（3）抬高儿童头肩部，让儿童半卧位，这种体位有利于减少脑部供血，防止血压进一步升高。

（4）立即口服或舌下含服起效快的降压药，如硝苯地平、卡托普利等。

（5）血压下降的幅度与用药剂量有明显的相关性，所以不要大剂量反复服药，以免血压过低。

（6）在自救的同时，马上拨打120急救电话，请医护人员帮助，让孩子脱离危险。

为了防止儿童血压突然升高造成意外，建议肾性高血压患儿家长平时经常监测孩子的血压，督促孩子遵医嘱服降压药。如血压过高，建议及时就医，查明血压升高的原因。平时家中自备硝苯地平或卡托普利等起效快的降压药，以备急用。

53. 肾脏病患儿的家庭护理及观察重点是什么？

肾脏病是慢性疾病，具有病程长、易反复的特点。患肾脏病的儿童经治疗症状好转、尿蛋白转阴后，还需要长期的家庭护理。不同种类的肾脏病，其护理重点也有所不同。

（1）急性链球菌感染后肾小球肾炎的患儿，休息是最主要的，症状较平稳时应适当卧床休息，症状严重时要绝对卧床休息；还要关注饮食问题，当孩子出现水肿、高血压时，一定要适当控制盐、水的摄入。

（2）对于年龄大的慢性肾脏病患儿，病情平稳后应适当参加一些力所能及的轻体力活动。一般情况下不影响上学，但要避免剧烈运动。平时也可以通过看书、听音乐、与小朋友玩耍（但避免时间太长）等活动来丰富业余生活，做到劳逸结合，通过分散精力来消除对疾病的顾虑，保持心情愉快。

（3）平时家长应注意观察肾脏病患儿的尿量、尿色，对有蛋白尿的儿童，建议利用尿蛋白试纸测孩子晨尿，以观察尿中蛋白质的变化，并定期到医院进行尿液检查。

（4）对于水肿、高血压及慢性肾衰竭的患儿，家长要准确记录孩子每天液体的摄入量（包括水、粥、牛奶、汤等液体入量）、尿量；对水肿患儿，应每天测一次体重，最好选择早晨起床后，在未进食、未饮水、排空大小便、穿单衣时进行测量；对于水肿严重、出现腹水的儿童，每天应测一次腹围（用软尺经肚脐平行绕腹一周），通过体重、腹围的变化来间接了解水肿的改变。

（5）对有血压升高的肾脏病患儿，应经常监测血压，了解血压变化情况，以便再次随诊时提供给医生参考。

（6）按照医生嘱咐，正确服药，同时注意观察药物的不良反应。

(7)心理护理：对于年龄较大的肾脏病患儿，由于自身疾病给家人带来精神及经济上的负担，孩子容易出现情绪低落、不稳定，此时更需要家人的关爱。作为家人，应避免脾气急躁、过多指责孩子，多抽时间陪伴孩子，了解他们的想法，进行必要的开导，帮助他们走出情绪低谷，树立战胜疾病的信心。

54. 肾脏病患儿日常护理中应注意些什么？

大多数肾脏病具有病程长、易复发的特点。合理的治疗固然重要，但科学而有效的护理同样起着至关重要的作用，尤其对肾脏病患儿来说，家长的护理水平直接影响着疾病的转归。在护理肾脏病患儿时，建议注意如下几方面：

（1）首先家长要善于从不同渠道尽可能多地掌握肾脏病的相关知识，了解孩子所患肾脏病的病理类型和病变的轻重程度，这样会对您的日常护理起到指导作用。

（2）对于肾脏病患儿来说，防止感染是最重要的，所以日常生活中应加强卫生方面的护理。患肾脏病的儿童免疫功能相对低下，尤其是在应用糖皮质激素（如泼尼松）和（或）免疫抑制剂（如环磷酰胺、环孢素）治疗期间，患儿的免疫功能更进一步下降，对抗外来病原微生物的能力很弱，很容易导致各种感染。其中，呼吸道感染（如上呼吸道感染、气管炎）最常见，其次是消化道感染（如腹泻），皮肤感染、泌尿道感染、口腔感染（如龋齿）、指（趾）感染（如甲沟炎）也很多见。所以肾脏病患儿居室应保证光线充足，且经常开窗通风换气，室内打扫时动作要轻，避免尘土飞扬；同时注意饮食卫生，勤洗手；衣服要选用柔软棉质的衣料；每周至少剪一次指甲，患甲沟炎时及早治疗；勤换内裤，每晚睡前清洗臀部，早晚刷牙（注意选用适宜的牙刷，以免造成牙龈损伤），进食后清水漱口。总之，加强孩子个人卫生、环境卫生管理，对降低感染的发生率尤其重要。

（3）合理的饮食管理：肾脏病患儿的饮食原则一般是低盐、低脂、低优质蛋白饮食。但也要注意因人而异、因病而异，不同地区、不同年龄段的孩子饮食特点是大不相同的。同一类疾病随病情的变化也有所不同，如一个患肾病综合征的孩子在大量蛋白尿期间应严格限制水、钠、脂肪和蛋白质的摄入，但当其尿蛋白转阴后就可以适当放宽饮食的限制，毕竟要考虑到孩子生长发育的需要。具体的饮食要求应遵循医生或营养师的指导，千万不要随便忌嘴或依孩子的喜好而无所顾忌地乱吃东西；对于那些食欲极好且又不能自制的孩子，要监测其体重的变化，如果体重增长过快，会增加肾的负担，不利于疾病好转。应适当限制孩子饮食中肉类、蛋类、油脂及主食（米饭、面食）的摄入。为增加饱腹感，避免孩子感觉过于饥饿，建议多食蔬菜、水果，一是保证孩子吃饱，二也能够增强孩子的抵抗力。

（4）不要做剧烈的体育运动，也不要做让孩子精神过度紧张的活动。家长可让肾脏病患儿根据自己的兴趣爱好，安排一些适宜的活动，如玩玩具、散步、看书、看电视、上网等，但应注意劳逸结合，活动时间不可过长，以孩子不感觉劳累为度。当病情好转后，可以恢复上学，根据孩子的具体情况，由医生帮助开免体证明。

（5）有的孩子虽然可以出院回家疗养，但病情有时还不太稳定，如出现血压升高、水肿加重以及感染等情况。对这样的孩子，家长除了做好以上的护理外，还应注意密切观察孩子的病情变化，监测孩子血压，观察水肿的变化及监测体重。发现孩子病情有所变化不要大意，应及时到医院就诊。

（6）在日常护理中，要树立正确对待疾病的观念；建议到正规的专科医院就诊，定期到医院复查，不要因为孩子病情减轻就终止随访。严格遵医嘱服药（药量和服药时间准确），不要擅自减药、停药或加药，更不要迷信偏方，切忌有病乱投医，以免延误或加重病情。

59. 硼酸坐浴的方法及重要性是什么？

肾脏病患儿免疫力低下，尤其是使用激素治疗者，抵抗力较正常儿童弱，极易造成感染，如泌尿系统感染累及上尿路，则影响肾脏病治疗，甚至可导致肾功能恶化。因此要注意个人卫生，减少感染机会。硼酸坐浴所造成的酸性环境可以抑制细菌的生长。

硼酸坐浴的方法如下：

（1）住院肾脏病患儿每日做两次会阴冲洗。上、下午各一次。

（2）会阴冲洗浓度：3‰硼酸液，温度35～38℃，浸泡时间5～10分钟。

（3）浸泡方法：①男孩将阴茎外层皮肤轻轻向上提起，将阴茎头放入3‰硼酸液浸泡，并同时用无菌棉签擦洗包皮垢。②女孩将整个会阴部浸泡入3‰硼酸液盆内，浸泡同时用无菌纱布轻轻擦洗会阴部。

（4）注意：每日做会阴冲洗时评估外阴情况，如有无红肿、包皮过长等。

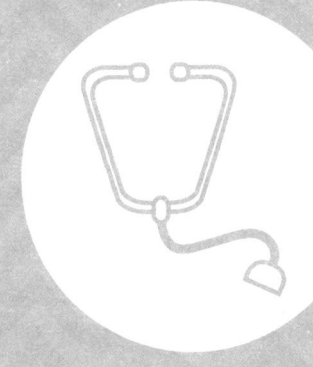

第三篇
检查与护理

56. 为何说尿常规检查是及早察觉"潜伏"的肾脏病的简单方法？

尿常规检查指的是用特殊的仪器或特殊的试剂来检测尿液中的成分及含量。它方法简单、用时较短、价格低廉。由于肾脏病在儿科是一种并不少见的疾病，近年来它的发病率随着环境的变化而呈逐年上升的趋势，若没有及早发现、合理治疗而任其逐渐发展，有可能进展至慢性肾衰竭，给患病儿童、社会和家庭带来巨大的精神和经济负担。其实大部分肾脏病只要能够及时进行诊治，就可阻断这个可怕的进程或者使出现这个严重转归的时间大大错后，有些还可使其痊愈。做到这一点其实一点儿也不难，如果发现某种"征兆"，赶快带孩子到医院查一个尿常规就可以帮助诊断。

有些肾脏病的发病症状很不典型，有时非常隐匿，不易发现，比如肾脏病常见的临床表现是眼睑及双下肢水肿，但如果只是轻度的水肿则很容易被家长忽视。还

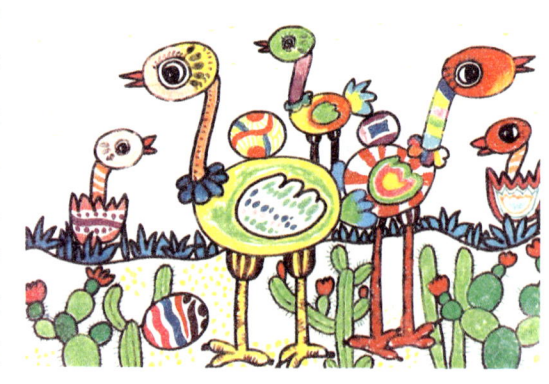

有些常见疾病虽能很快痊愈但却很容易"连累"肾，例如孩子得了上呼吸道感染、化脓性扁桃体炎及猩红热等，千万不可"轻敌"，记得病愈2~4周后要查尿常规以尽早发现急性肾炎。另外，过敏性紫癜、乙型肝炎这几类疾病，对肾的影响更是长期存在的，要按照医生的嘱咐定期监测尿常规的变化，以及时发现肾是否受累。

57. 如何正确留取尿液检查的标本？

正确地留取尿液检查的标本，是保证检验结果准确性的关键步骤，注意事项如下：

（1）通常送检的是晨尿。所谓晨尿，即起床后空腹状态下第一次排出的尿液。因晨尿受食物及其他因素干扰最少，各种成分的含量最稳定。

（2）注意避免外物混入干扰检测结果：如女孩应避开经期留尿（可能影响隐血试验、尿中红细胞检测），留尿前注意清洁外阴及尿道口（避免外阴炎干扰、外阴分泌物及包皮垢混入），容器要冲洗干净（别用饮料瓶或有尿垢的便盆留尿）。最好是将尿液直接排入送检的专用小瓶内。

（3）如果医生要求留24小时尿液，则需将24小时内的尿液置于同一个大容器中，然后从混合在一起的尿液中取出约10ml即可。这在成人比较容易做到，但儿童易将尿液排到容器外面或与大便混合,影响尿量的准确,故需家长细心留取。

58. 何为晨尿?为什么要用晨尿留取尿标本?留晨尿前的注意事项是什么?

所谓晨尿,就是清晨起床后空腹状态下第一次排出的尿液。在此时留取尿标本最为适宜。因为人在晚间一直处于睡眠状态,尿液倾向于浓缩和酸化,血细胞、上皮细胞及管型等有形成分在酸性环境中较为稳定;同时,人在清晨起床时还未进食,尿液中的成分也可避免受饮食干扰,从而可以保证化学成分测定的准确性,因此此时留取的尿标本最适用于肾脏病患儿尿液的一般检查。

不过有两点需要注意的地方:首先,在留取晨尿前,应注意会阴部的清洁,先用温水清洗会阴部。女孩在清洗会阴部时,应由前向后冲洗,以防肠道细菌污染尿标本。男孩应将阴茎的包皮轻轻撩起,然后用棉签或清洁的棉质布类擦洗,以防包皮处的污垢污染尿标本。清洁完毕后嘱儿童排尿,用相应容器留取尿液约10ml后即刻送检。其次,在留取尿标本前不要让儿童做剧烈运动,以免影响尿液中化学成分的稳定性。

59. 如何收集24小时尿蛋白定量标本？24小时尿蛋白定量检查有何临床意义？

留尿方法：一定要弃去留尿当日清晨第一次尿，因为当日清晨第一次尿代表的是前一天夜间的尿液，所以从当日清晨第二次排尿开始留取尿液，一直留到第二日清晨第一次排尿后为止。将所留取的24小时尿液全部置于一个容器内并混匀，再从中留取10ml尿液送检即可。要记住在化验单上标明24小时尿液总量，以供医生换算尿蛋白定量所用。

为儿童收集24小时尿液是比较费事的。第一，首先要保证每次排尿均要全部留住，尤其是年幼儿童，家长稍不注意就有可能随意排在外面（地上或衣裤上）。第二，收集24小时尿期间不可同时留取其他项目的尿标本，以免影响尿量及蛋白质含量的精确度。第三，收集24小时尿期间注意妥善存放尿液，应放置在较为凉爽及通风较好的地方，一般情况下室温存放即可。若夏季室温过高可放在有空调的房间，切忌阳光直射，以免尿液变质。第四，注意留取尿液过程中不要被儿童大便及阴道分泌物所污染，年龄过小的儿童必要时可以适当使用尿液收集器。第五，当孩子正在进行某种特殊治疗（如环磷酰胺冲击治疗）时，需要大量饮水或从静脉额外补充液体以降低血药浓度，此时尿液会被稀释，不宜在此时留取24小时尿标本。第六，女孩月经期不宜留取24小时尿标本。

收集24小时尿液可以检测出24小时肾排出的总蛋白量，称为24小时尿蛋白定量，也称24小时尿蛋白排出量。一般来说，当尿中蛋白>0.15g/24h时称为蛋白尿。24小时尿蛋白定量的意义明显优于单次尿的蛋白定性试验，它更能精确地反映出肾排出尿蛋白的程度，不受尿液浓缩或稀释的影响，更能准确地判断病情严重程度。因此，所留的尿量一定要准确。

60. 怎样正确解读尿常规结果？

尿常规检查是发现肾脏病最简单、经济的方法。

一张尿常规化验单内容包括尿的颜色、透明度、酸碱度、比重、蛋白质、葡萄糖、隐血、亚硝酸盐、酮体、尿胆红素、红细胞、白细胞等项目。尿常规化验单结果通常以阴性、阳性（+、++、+++、++++表明程度不同）及数字表示。阳性表示异常结果。

健康儿童尿液为淡黄色、透明的液体，酸碱度多为6.5，比重为1.015~1.025，蛋白质、葡萄糖、隐血、亚硝酸盐、酮体、尿胆红素全部是阴性的，离心尿沉渣每个高倍镜视野下看到的红细胞<3个、白细胞<5个。

一旦看到尿常规化验单出现阳性结果时，往往提示泌尿系统出现疾病，应及时进行进一步的检查以明确诊断。例如，尿中白细胞增多一般可见于泌尿道感染，红细胞增多一般可见于肾炎、泌尿系统结石等。

需要提醒的是，应尽量采用新鲜晨尿进行尿常规检查，原因是儿童夜间较少喝水，肾排到膀胱内的尿液中的多种成分被浓缩，因而可以提高尿常规阳性检出率。如果需要进一步确诊引起泌尿道感染的病原菌，应留取中段尿送检。

61. 尿培养有何临床意义？如何收集尿培养标本？

尿细菌培养（又称尿液细菌学检查），对诊断泌尿道感染具有决定性的意义，是诊断泌尿道感染的主要依据。尿培养检查同时加药物敏感试验可指导医生选择有效抗生素，提高疗效。尿培养标本通常采集清晨首次新鲜中段尿。中段尿的收集方法是：在留尿的前一天晚上睡觉前用清洁温水清洗会阴后，给孩子换上干净内裤；第二天清晨排尿前再用3%硼酸溶液清洗会阴部后，让儿童排尿，将准备好的无菌容器打开瓶盖准备接尿，刚开始的一段尿不接，留取排尿过程中中间的一段清洁尿液（即清洁中段尿）10~20ml于无菌容器中，即可加盖后送检。在此过程中，家长尤其要注意清洁操作，不能污染了无菌容器，否则会影响化验结果。对于不能配合的婴幼儿可用无菌尿袋收集尿标本，收集到的尿标本应在30分钟内送检。如不能马上送检，应放置在4℃冰箱内，以防细菌在尿液中繁殖，影响尿培养结果。

62. 肾脏病患儿为什么要做肾活检？

肾脏病所包含的种类很多，不同病理类型的肾脏病的治疗方法和预后是有很大差别的。肾活体组织检查是诊断肾脏病种类非常有效的检查方法之一，发展到今天已是一项十分成熟的临床检查技术，其主要的临床意义是：

（1）区分疾病种类：它可以明确肾脏病的病理变化和病理类型，并结合临床表现和检验指标做出疾病的最终诊断。

（2）指导临床治疗：根据病理变化、病理类型和病变的严重程度，制订治疗方案。

（3）根据病理变化、病理类型和病变的严重程度，判断患儿的预后、转归。

（4）通过重复肾活检病理检查，探索肾脏病的发展规律，判断治疗方案是否正确，为治疗的实施和（或）修改提供依据。

（5）通过肾活检病理检查，更加深入地进行肾脏病的病因和发病机制的研究，从而发现更多种类的肾脏病，积累更多的治疗方法，丰富肾脏病学。

63. 哪些情况下不宜做肾活检？

经皮肾活检穿刺术毕竟是一项有创性检查，并且术后有可能出现出血、感染、肾周血肿、动静脉瘘、血压升高等并发症，故应严格掌握其禁忌证：

（1）绝对禁忌证：①有明显出血倾向；②重度高血压；③精神病患者；④抗凝治疗中；⑤孤立肾；⑥小肾；⑦肾内肿瘤；⑧肾动脉瘤；⑨患儿不合作。

（2）相对禁忌证：①活动性肾盂肾炎、肾盂积水；②肾周围脓肿；③多囊肾或肾囊性病变；④游走肾；⑤肾位置过高；⑥高血压；⑦慢性肾功能不全；⑧重度贫血、心功能衰竭；⑨显著肥胖、腹水；⑩全身性感染疾病等。

64. 哪些情况下需要做肾活检？

近几十年来，肾脏病学基础研究及临床研究均取得迅速发展，肾活体组织检查（肾活检）技术已广泛应用于临床。下列情况下需要做肾活检：

（1）原发性肾脏病：①急性肾炎综合征，按急性肾炎治疗2～3个月病情不见好转，肾功能急剧转坏，可疑急进性肾炎时；②肾病综合征，单纯型经激素规律治疗8周无效，肾炎型可先用激素治疗或先穿刺根据病理类型进行有针对性的治疗；③无症状血尿，变形红细胞血尿，临床诊断不清；④无症状蛋白尿，诊断不清时；⑤血尿伴蛋白尿，诊断不清，原则上应进行肾活检。

（2）继发性或遗传性肾脏病：临床怀疑，但无法确诊或临床虽已诊断，但肾脏病理资料对指导治疗及判断预后有重要意义。

（3）急性肾衰竭：临床及实验室检查无法确定病因时，应及时穿刺（包括慢性肾脏病肾功能急剧转坏时）。

（4）移植性病变：肾功能明显减退，病因不明，移植肾疑有原肾脏病复发。

65. 肾活检的成功率有多高？会出现什么并发症？

早期经皮肾穿刺活检的成功率较低。随着定位技术的提高，穿刺针（如图所示）的改进及B超引导技术的广泛使用，目前肾穿刺的成功率已经由最初的50%左右提高到近期的93%~100%。但是，肾穿刺技术毕竟是一种有创伤的检查，尽管穿刺技术不断改进，

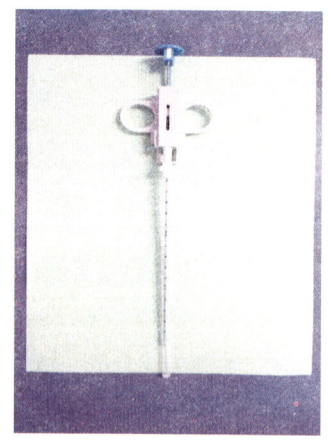

安全性越来越高，但并发症仍不能完全避免，主要的并发症是出血、肾周血肿、动静脉瘘等。

（1）出血：由于穿刺损伤，多数可见镜下血尿，一般持续1~5天，大多可自然消失，无须处理，通常已不认为是并发症。肉眼血尿的发生率一般在2%~12%，大多在1~3天内消失，3天内消失者占80%以上，少数可持续1周，一般少于5%。绝大多数肉眼血尿不会引起血压、心率的变化，也不会引起血红蛋白下降，无须输血，仅延长卧床时间即可。如果尿的颜色较深，甚至接近鲜血的颜色，或者尿中含有血块，这往往提示出血量大，意味着肾的损伤较大，随时有血压下降的可能，应立即输液，如果有血红蛋白的下降，应予以输血。在充分输血、输液仍不能维持血压稳定时，应立即行外科手术治疗。有条件的医院，也可选择肾动脉造影，找到出血部位，行动脉栓塞治疗。有时血块可能会刺激输尿管引起肾绞痛，或者堵塞尿道造成急性膀胱潴留，可予以解痉或逆行插管冲洗处理。

（2）肾周血肿：因观察方法不同，其发生率有差异。肾周血肿多为小血肿，无临床症状，不需特殊处理，多在1个月内吸收消失。但如出血较多，可出现腰肋部疼痛，并可放射至同侧腹股沟，可伴腹胀、恶心、呕吐。如无血压、脉搏变化也不需输血。如出血量大，引起血压及血红蛋白下降，处理不当就会出现生命危险。故对于术后患儿出现明显的腰痛、腹痛，应立即做床旁B超检查，证实存在较大血肿后，应严格限制患儿活动，必要时输血、输液以稳定血压，效果不好时应及时行外科手术处理。一般来讲，只要血压稳定，大血肿往往能在3个月内自行吸收，但应注意不要出现血肿的继发感染，抗生素的使用是必要的。术前有肾衰竭、穿刺过深或患儿不合作，是形成血肿的危险因素，穿刺时应特别注意。

（3）动静脉瘘：动静脉瘘是由于肾穿刺造成的动静脉直接短路，多数能自行闭合，但也有长期不闭合达数年之久的。临床上常无明显症状，只有严重的动静脉瘘才有症状，可以表现为血尿、肾周血肿、顽固性高血压、腰痛及腰部血管杂音、进行性心力衰竭。彩色多普勒和选择性动脉造影可发现动静脉瘘，现在多使用动脉栓塞治疗，可取得明显的效果。小儿发生率极低。

（4）其他：穿刺侧可有暂时性腰痛、腹部不适等症状，多在1~3天内消失。少数可误伤其他组织如肝、肠等。消毒不严密，术后可发生感染，应积极应用抗生素治疗，防止形成肾周脓肿。

66. 肾脏病患儿行肾穿刺术（肾活检）的护理常规内容有哪些？

术前护理：

第三篇 检查与护理

（1）嘱家长应配合医生，提供详细病史，为医生判断是否有必要做肾穿刺术提供依据，特别注意有无出血性疾病（如特发性血小板减少性紫癜）。

（2）征求家长及儿童同意并在知情同意书上签字。

（3）监测血压，血压升高者应术前服降压药，使血压得到控制后方可行肾穿刺术。

（4）术前检查出凝血时间、血小板计数、凝血酶原时间及纤维蛋白原、血型，必要时配血以备急用。同时测血尿素氮及血肌酐，以了解肾功能状况。

（5）预先做肾超声检查，了解肾大小。

（6）术前当日禁食、禁水，术前1小时注射止血药。

（7）术前训练儿童在俯卧位时控制呼吸，吸气并憋气达20秒以上即可，尽量屏气30秒以上最好，争取术中充分配合；训练屏气时应让患儿俯卧位，并在腹下垫一个枕头。年幼儿童不会屏气且术中不易配合，必要时可给予镇静剂。由于肾穿刺术后需要卧床观察24小时，因此对于年龄较大、已经习惯去卫生间排尿的儿童还要在术前3天就开始训练床上排尿，为术后卧床做准备。

（8）应保持皮肤清洁，术前1天为患儿洗澡、更衣（注意保暖、避免受凉）。

（9）因为肾穿刺术后需要卧床观察24小时，因此应提醒家长让孩子在术前当天最少排一次大便，以减少卧床时排大便的不适和痛苦。

（10）术前应停用所有的抗凝血药物。

（11）准备大量白开水（无水肿的患儿），肾穿刺术后鼓励儿童多饮水。

术后护理：

（1）肾穿刺术后患儿在医生及护士的帮助下，可保持俯卧位，用担架或平车送回病房，然后平卧在病床上24小时，儿童不要翻身或坐起，但四肢可适当活动。

（2）密切观察患儿的血压、心率和呼吸。患儿安全返回病房后，立即测血压一次，以后每15分钟、30分钟、45分钟、1小时、2小时一次，病情平稳后改为4小时测血压一次。如果血压下降或脉搏增快，应通知医生。有下列情况时通知医生：腹痛、腰痛、生命体征（脉搏、呼吸、血压、体温）变化、持续肉眼血尿、呕吐等不适。

（3）在病情许可的情况下，嘱患儿多饮水，以排出输尿管中的残留血块。观察4次尿液情况，主要观察有无肉眼血尿，密切观察孩子的面色、脉搏、体温、血压及一般情况，观察有无出血症状，如面色苍白、脉搏细弱、血压下降，如有应通知医生及时处理。

（4）保持皮肤清洁、干燥，注意伤口无渗血、渗液。

（5）术后卧床休息24小时，伤口沙袋加压6～8小时，术后24小时内撤腹带，可下地轻微活动。

（6）术后次日晨留取尿常规一次。

（7）遵医嘱给患儿静脉输液，防止术后感染。

（8）饮食应给易消化食物。无水肿的患儿，可多饮水，多食蔬菜、水果，有利于软化粪便，防止便秘；可顺时针方向轻轻按摩腹部，增加肠蠕动，促进排便，防止便秘致腹压增高而诱发出血。

（9）手术当天不要进食大量甜食，因术后要给予腹带加压预防出血，而甜食易引起腹胀，会加重孩子的不适感。

（10）术后1周内，患儿应以卧床休息为主，避免剧烈活动，如奔跑、跳跃、打闹等。

（11）术后1个月内，避免大笑、用力咳嗽、提重物等，同时避免剧烈运动，如跑、跳等，因其会导致腹压增高。

67. 肾脏病患儿经皮肾穿刺活检术后如何改变强迫体位为舒适体位？

自1951年Iverson和Brun首次报道经皮肾穿刺活检以来，世界各地已将这项技术普遍应用于临床，成为诊断肾小球疾病极为重要的一种手段，对明确病理组织类型、制订治疗方案、评价治疗效果、判断疾病预后具有重要意义。

由于肾组织质地脆弱，易在肾穿刺后并发出血，一直以来，肾脏病患儿在肾穿刺术后都是用沙袋压迫穿刺部位并用腹带加压包扎，采取俯卧位、腹部垫枕4小时，然后仰面平卧20小时，术后24小时去腹带下地活动，这样的强制性卧位易造成儿童由于舒适度低而出现焦虑紧张、血压波动、睡眠质量差等一系列应激反应，不利于术后恢复。由于在B超引导下肾穿刺活检操作简便、成功率高，因此可以考虑通过适当改变体位来取得患儿配合，达到预防术后并发症的目的以促进患儿早日恢复。

对于接受肾穿刺活检的患儿实施正确有效的护理是提高肾穿刺活检成功率及降低并发症的重要条件。经过多年总结，我们已逐渐制订出一套完整的护理措施，特别是在术后适当改变体位方面，取得了患儿及家长的配合，减轻了患儿及家长的顾虑，促进了患儿机体早日康复。

术前护理：

（1）心理护理：几乎每一个接受肾穿刺活检的患儿及家长都有惧怕、担心等心理反应。这种情绪往往导致患儿在术中配合不好，易增加手术难度及术后并发症的发生。所以做好术前的心理指导十分重要。

（2）术前检查：所有患儿入院后均需详细检查血、尿常规，24小时尿蛋白定量，蛋白尿免疫化学分析，血清肌酐，尿素氮，电解质，血及尿中蛋白质，血脂，肝功能，肝炎病毒相关抗原，自身抗体免疫功能等；术前常规检查出凝血时间、血小板计数及凝血酶原时间。这些检查是术后缩短改变体位时间的重要保证。

（3）患儿准备：①手术当天或前一天洗澡，保持皮肤清洁。②除了观察生命体征外，还需要准确记录血压变化，对于伴

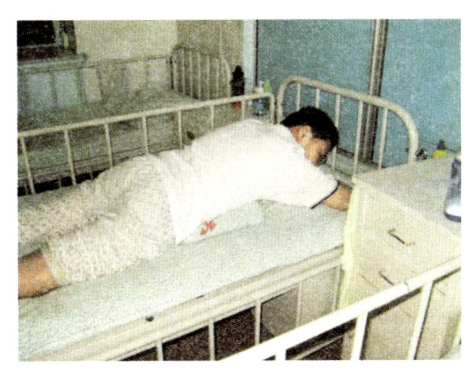

有高血压的患儿应在血压控制后再进行肾穿刺活检术，这是防止术后出现血压异常的关键。③停用一切抗凝药，手术前0.5～1小时给予酚磺乙胺。④训练患儿屏气及床上排尿。

术后护理：

（1）血压观察：患儿术后返回病房采取直接仰面平卧位24小时，四肢可以适当活动。如无特殊并发症，24小时后去腹袋即可下地活动。为防止并发症靠采取长时间的限制体位，表面看来可防止术后并发症，而实际上造成患儿身心疲惫而引发一系列应激反应，如血压变化、排尿不适引起尿潴留、体位不适造成疼痛（伤口痛，被迫位的疼痛），均会反过来影响患儿术后恢复，易导致并发症的发生，例如血压快速升高或降低、心率加快、面色苍白、出冷汗，并伴腹痛、腹胀、肉眼血尿。

（2）尿的观察及血尿的控制：术后连续观察排尿4次，

因为是有创性检查,镜下血尿几乎是每例肾穿刺患儿的常见症状,少数严重者有肉眼血尿。肉眼血尿多见于手术当天及次日,如果尿呈淡红色,嘱其多饮水(特别是在夏季),以利冲洗尿路,防止血块形成。如尿色鲜红且渐加重,给予输液及应用注射用血凝酶(立止血)、维生素K_1、酚磺乙胺(止血敏)等药物;如治疗无效,并伴有血红蛋白、血压下降、脉搏增快,应用垂体后叶素,并输血以达到止血的目的。

(3)疼痛的观察和处理:术后有小部分患儿主诉疼痛,尚有部分婴幼儿因为各种原因无法表达或表达不清。常需要护士经常仔细观察。若长时间限制体位,患儿易哭闹、烦躁、痛苦表情、呕吐,会干扰护士及早发现病情变化。除了肾穿刺时由于损伤肌肉组织而导致局部出血,暂时性的淤血引起穿刺部位酸痛外,肾包膜下血肿可引起肾区胀痛不适。如有此种情况,术后体检可触及局部血肿的存在,应立即再做B超检查确诊。疼痛还常与血尿有关,并且在许多情况下,患儿还同时伴有尿道血块栓塞症状,因此有人认为血凝块导致尿路不畅是构成术后疼痛的重要原因。据报道,肾活检术后肉眼血尿发生率为2%~12%,持续1~2天即转为镜下血尿,但约0.5%可持续2~3周,绝大多数血尿患儿无脉搏、血压、血红蛋白的变化,仅需尽量延长卧床时间即可。术后采用沙袋压迫外加腹带包扎,其目的主要是减少损伤组织的活动，达到止血的目的。但术后沙袋压迫时间过长且24小时制动，部分肌肉处于延伸和被挤压状态，以至于局部肌肉酸痛不适，难以入睡，由此可引起患儿精神紧张、烦躁不安，并且沙袋的压迫作用局限于背部表浅部位，对位于腹膜后的肾起不了压迫作用。现如今我科早已采用小儿超声引导下肾穿刺活检，B超定位准确是肾穿刺成功的重要前提，并发症少。护理应简单易行，以利于患儿早期恢复，而不是加重患儿的心理和身体负担。所以，适当缩短改变体位的时间可及早发现和避免加重并发症，更利于术后恢复。

68. 诊断早期肾脏病的主要依据是什么？

我们在本书前面已经讲过，肾具有多种重要的生理功能，通过排尿，起到了排泄体内代谢产物（如尿素），维持水、电解质及酸碱平衡的作用；肾同时也是一个内分泌器官，可分泌肾素、前列腺素、促红细胞生成素等，所以肾是维持机体内环境稳定的重要器官。一旦肾出现了问题，将会给机体带来一连串的"连锁反应"。

由于大部分肾脏病起病都比较缓慢和隐匿，早期一般没什么自觉症状，但当出现明显症状时，很多都已经发展到中晚期，再好的医生、再好的药物都已经于事无补，也只能依靠透析、肾移植等治疗，代价昂贵且不说，还有很大的风险，给家庭和社会带来巨大的经济负担，同时也给患儿及家长带来巨大的心理压力。所以，早发现、早诊断、早治疗、早预防对有效防治慢性肾脏病及延缓疾病进展至关重要。因此，在日常生活中，我们应注意观察肾脏病的早期征兆。肾脏病早期常有如下表现①水肿：晨起时眼睑或颜面水肿，午后多消失，劳累后加重，休息后减轻；晚上睡前双下肢及双足部水肿。②尿量改变：在正常情况下，如无发热、大量出汗、呕吐、腹泻等，发现尿量突然明显减少；或未大量饮水，尿量突然增加。③排尿异常：如尿频（排除饮水过多、精神紧张或气候变化等）、尿急（排除精神因素）、尿痛、排尿困难、尿失禁、尿潴留等。④血尿：尿液颜色呈鲜红色、可乐色样或尿离心沉渣镜检，每高倍视野红细胞数超过3个（镜下血尿）。⑤蛋白尿：尿液混浊、不清亮，泡沫多、长时间不消失，应及时就医，做尿常规检查。⑥轻微或剧烈的腰痛、腰酸。⑦夜尿增多：夜尿量超过全天总尿量的一半。⑧尿色：正常尿液的颜色为淡黄色且清亮透明，喝水多时呈无色透明，喝水少、发热等情况下，尿液呈深黄色。如果尿的颜色呈浓茶水样、洗肉水样、酱油样或淘米水样，应立即就医以明确病因。

为了早期发现肾脏病，只看症状表现是不够的，应定期到医院进行健康体检，做实验室检查是很有必要的。临床上常用来评价肾功能的实验室检查项目有尿常规、肾功能检

第三篇 检查与护理

查。如发现异常，应根据具体情况进一步做其他相关检查以查找病因。

69. 为什么肾脏病患儿尿液中会出现泡沫？

健康肾排出的尿液是清亮透明的淡黄色，但有时由于环境温度的变化也不尽相同。在炎热的夏季，人体出汗多，喝的水很大一部分都由体表蒸发了，尿液被浓缩，于是尿色加深呈深黄色；如果体液额外丢失过多（喝水少、发热或腹泻时），尿液也可呈深黄色。反之，如喝水过多，尿液被稀释，尿色则呈淡黄色甚至无色。那么尿液中为什么会出现泡沫呢？

我们知道尿液中的主要成分是水，还含有各类有机物质和无机物质，这些物质都会增加尿液的表面张力，当尿液表面张力较大时，排出来的尿液中就会出现泡沫。一般情况下，尿液表面张力较低，很少出现泡沫。当尿液中出现的泡沫过多时，说明尿液中所含的"物质"过多，这是

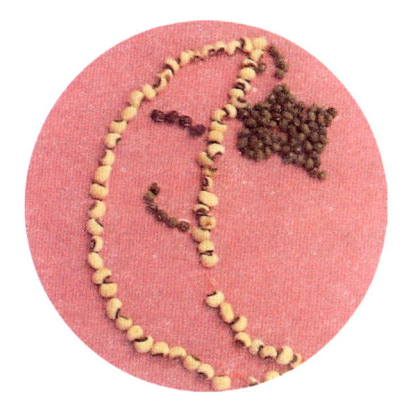

115

一个异常的信号。如果长时间的尿中泡沫较多，建议应及时就医，先查一下尿常规，了解是否出现了蛋白尿，因大量蛋白尿时尿液中容易出现泡沫。除蛋白尿外，常见的可以引起尿液泡沫增多的还有以下几种情况：肝胆疾病引起尿液中胆红素增多、泌尿道感染、糖尿病时尿液中尿糖或尿酮体含量增多等。因此，当尿液中泡沫始终较多时，应进一步分辨是否存在上述疾病，及时遵照医嘱做其他相关检查，查找泡沫尿的具体原因。当然，偶尔一两次的尿中出现泡沫并不能说明什么问题，例如长时间憋尿，尿急时排尿压力增加，导致尿速过快，也可以出现泡沫尿。

总之，尿液中泡沫增多是个异常现象，增多的原因是多方面的，有生理的，也有病理的，我们既不要因为不经意间突然发现尿液中出现泡沫就认为是孩子肯定得了肾脏病而忐忑不安，也不能认为尿液中长时间出现泡沫，并且泡沫很多无关紧要，不及时到医院就诊，导致病情延误。总而言之，要平时多注意观察。

70. 什么是蛋白尿（尿蛋白）？蛋白尿（尿蛋白）有哪些临床症状？它的严重危害是什么？

蛋白尿（尿蛋白）是泌尿系统疾病最常见的临床表现和最早能检测到的指标之一。如将尿液倒入容器中，经振荡后有泡沫，且久久不散，可怀疑出现了蛋白尿。正常人尿液中有少量蛋白质，其含量不大于150～200mg/24h，故一般蛋白尿定性方法不能检出。当尿蛋白定量大于150～200mg/24h，常规尿蛋白定性试验呈阳性反应，称为蛋白尿（尿蛋白）。蛋白尿（尿蛋白）的出现表明肾发生了病变，需要积极治疗。蛋白尿患者往往同时伴有水肿等。

长期顽固性蛋白尿（尿蛋白）将导致慢性肾衰竭，并可能进一步发展为尿毒症。因此必须对蛋白尿（尿蛋白）进行有效控制，消除蛋白尿（尿蛋白）。

71. 什么样的蛋白尿与肾脏病有关？

我们知道，蛋白尿的出现及含量的多少与肾脏病有着直接的关系，它为肾脏病的临床诊断、治疗、预后提供了重要的依据。但这并不意味着有蛋白尿就是患了肾脏病，只有一部分病理性蛋白尿才与肾脏病有关。正常人尿中可以含有微量蛋白质，但一般检查不易被发现。小儿尿蛋白定量约为$100mg/(m^2 \cdot d)$或$\leq 4mg/(m^2 \cdot h)$，此量用常规定性试验呈阴性反应。当用常规定性试验检测尿蛋白呈阳性反应或尿蛋白定量$> 0.15g/24h$，即称为蛋白尿。

出现蛋白尿的常见原因有：

（1）良性蛋白尿：包括三种

1）功能性蛋白尿：包括发热性蛋白尿、运动性蛋白尿、精神紧张性蛋白尿、寒冷或暑热性蛋白尿、大量摄入含高蛋白质的食物。

2）体位性或直立性蛋白尿。

3）持续无症状性蛋白尿。

（2）病理性蛋白尿：按蛋白尿来源分为四种

1）肾小球性蛋白尿 ①原发性肾小球疾病：微小病变型、系膜增生性、局灶节段性肾小球硬化性、膜性肾脏病、Alport综合征等。②继发性肾小球疾病：药物性、过敏性、感染性等。

2）肾小管性蛋白尿 ①肾小管－间质性肾脏病：狼疮性肾炎、急性肾盂肾炎、肾小管酸中毒等。②药物与毒物：内源性见于免疫球蛋白轻链，外源性多见于汞、铅、过期四环素、氨基糖苷类抗生素（如庆大霉素、阿米卡星等）、氨苄西林素、头孢菌素等。

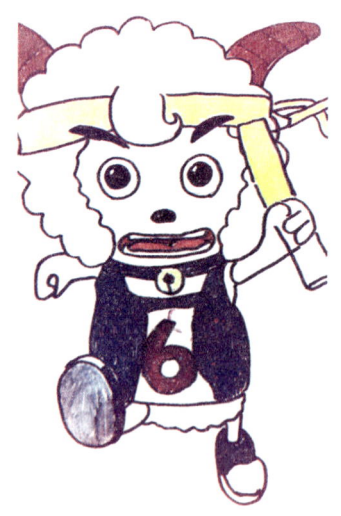

3）溢出性蛋白尿 包括多发性骨髓瘤、血红蛋白尿等。

4）组织性蛋白尿 如尿路

急性炎症。

因此，我们对于蛋白尿的出现应该注意加以分析，不能一概而论，首先应区别是真性蛋白尿还是假性蛋白尿。假性蛋白尿常见于：

①尿中混入血液、脓液、炎症分泌物时可出现尿蛋白假阳性。

②尿液留好后应立即送检，放置时间过长或冷却后，可析出盐类结晶，使尿液呈白色混浊。

③淋巴液或乳糜尿。

④某些药物如利福平从尿中排出时，可使尿色混浊，外观类似蛋白尿。

其次，如果有了蛋白尿还要注意判断蛋白尿是功能性还是病理性。功能性蛋白尿是由一些"意外"因素引起的，在去除相关原因后蛋白尿很快消失，不会持续很长时间。病理性蛋白尿则属于器质性的病变，是真的生病了，表现为持续性不消退或同时伴有血尿、水肿或高血压等其他表现。另外，在分析病理性蛋白尿时还应结合儿童年龄、病史、伴随症状与体征。

①年龄特点：婴儿期出现的蛋白尿，多考虑先天性、家族遗传性肾脏病；学龄前期以肾病综合征多见。

②病史：应详细询问家族史、近期相关检查化验、个人病史及用药史。

③伴随症状与体征：用来判断肾脏病的不同类型，如急性肾小球肾炎多伴少尿、水肿、血尿、高血压和双肾区叩痛；肾病综合征伴有明显凹陷性水肿；紫癜性肾炎伴皮肤紫癜、关节肿痛、腹痛、便血等。

72. 肾脏病出现的水肿与其他疾病出现的水肿有哪些不同？

所谓水肿，是指皮肤、皮下组织包括血管外的组织间隙有过量的液体潴留。

很多种疾病都会有水肿的表现，但不同疾病所表现出来的水肿特点是有很大差别的。在鉴别水肿的病因时，应根据水肿发生的范围、水肿发生的起始部位、水肿发生的年龄、水肿发生的性质四个方面来帮助大家区分肾脏病出现的水肿与其他疾病出现的水肿有哪些不同。

第一，根据水肿发生的范围，可分为全身性和局部性水肿。①全身性水肿：心脏疾病见于充血性心力衰竭；肾脏病见于急、慢性肾炎，肾病综合征；肝病常见于各种肝炎、肝硬化；营养不良；水、电解质紊乱所致水肿多见于补液过多过快、高钠血症、低钠血症。②局部性水肿：炎症如疖、蜂窝织炎、蚊虫叮咬等；局部损伤如冻伤、烫伤等；血管神经性水肿如荨麻疹、过敏性紫癜；局部静脉或淋巴管受阻等。

第二，水肿起始部位：①水肿由眼睑、面部开始（尤其是晨起时），逐渐延至全身，常见于肾源性水肿，如肾炎、肾脏病；②水肿由腰以下开始，以后遍及全身，多见于心源性水肿，如心力衰竭；③腹水明显、下肢水肿明显多见于肝源性水肿；④下肢水肿开始，呈凹陷性，同时伴营养不良时，要考虑营养不良性水肿。

第三，水肿发生的年龄：①新生儿出现水肿常见于未成熟儿肾功能发育不全、新生儿溶血症；②婴儿出现水肿常见于营养不良、肾脏病、先天性心脏病等；③学龄前或学龄期出现水肿常见于各种肾炎、肾脏病、肾衰竭、心包炎及肝源性水肿等。

第四，根据水肿发生的性质可分为：①凹陷性水肿，多见于肾脏病、营养不良、充血性心力衰竭等；②非凹陷性水肿，多见于静脉、淋巴管阻塞，炎性疾病所致的水肿。

73. 单纯依靠尿的颜色能否判定血尿？

尿色发红不全是血尿，血尿的诊断并不仅仅只靠尿液颜色来判断，因为其他一些因素（如饮食、药物）亦可导致尿液发红。只有当尿液中红细胞数超过正常标准，才可以称为血尿。

（1）血红蛋白尿或肌红蛋白尿：镜检无红细胞或仅有少

量的红细胞，隐血试验阳性。前者尿液呈均匀暗红色或酱油色，不混浊，无红色沉淀；后者尿液外观呈红棕色。

（2）卟啉尿：由血卟啉病引起，尿液置于阳光下会变成红棕色或葡萄酒色，外观透明、不混浊，镜检无红细胞，尿卟啉原试验阳性，隐血试验阴性。

（3）尿液受邻近器官血液的污染：如月经或子宫、阴道、直肠、痔疮的血液混入尿中。

（4）其他原因：如某些药物、食物、染料、试剂等也可引起红色尿液，如使用利福平、酚红、偶氮染剂等，可引起尿色发红。

74. 什么是血尿？

血尿是儿童泌尿系统疾病中常见的症状，根据尿液中红细胞数量的多少，可分为镜下血尿和肉眼血尿两种。正常健康人的尿液中有极少数的红细胞，如尿液中红细胞数仅为0~2个/高倍视野，这属于正常现象，没有什么特别意义，不必过于紧张。如尿液中红细胞数超过正常标准，即称为血尿。

（1）镜下血尿：取10ml清洁新鲜中段尿（最好是晨尿）送尿沉渣镜检，如红细胞数仅为0~2个/高倍视野，无病理意义。如红细胞数大于3个/高倍视野，而肉眼观察尿液颜色正常，则称为镜下血尿，应考虑有病理意义，建议进一步查找引起血尿的原因。

（2）肉眼血尿：当尿液中红细胞数多达一定数量时，用肉眼就能观察到尿液呈红色，即称为肉眼血尿。同样是肉眼血尿，为什么有的儿童尿液呈鲜红色或洗肉水样，而有的呈烟灰水样或浓茶水样？这主要与尿液的酸碱度有关。当尿液呈中性或弱碱性时，红细胞在碱性环境中不溶解，以完整的红细胞原形排出来，则尿液呈鲜红色或洗肉水样。如尿液呈酸性时，红细胞在酸性环境中被破坏，则尿液呈烟灰水样或浓茶水样。经试验，当1000ml尿液中混入1ml血液时，尿液即可呈红色。很多家长看到孩子"尿血"会非常紧张，担心孩子会不会因血尿导致贫血。一般情况下是不会的，只有出血量很多、出血时间很长，才可能因失血过多而致贫血。

在尿常规检查单中，我们还会看到尿隐血阳性，因该方法采用氧化还原原理检测尿中红细胞的化学成分，并不能检测出红细胞总量，因此虽然提示尿隐血阳性，但常常不可靠，因为即使尿隐血阳性者并不一定尿中就有红细胞，应做进一步检查，以明确是否真的有血尿。

75、引起血尿的原因有哪些？

血尿是泌尿系统疾病中最常见的症状，可分为镜下血尿和肉眼血尿两种。正常人红细胞仅为0～2个/高倍视野，一旦尿常规检查红细胞数大于3个/高倍视野或出现肉眼血尿时，我们首先想到的是泌尿系统疾病，其时，血尿并不一定都是泌尿系统疾病所致，引起血尿的原因有：

（1）肾脏病　①原发性肾小球疾病：如急慢性肾小球肾炎、肾病综合征、IgA肾脏病、遗传性肾炎等；②继发性肾小球疾病：如系统性红斑狼疮肾炎、紫癜性肾炎、乙型肝炎相关性肾炎等；③感染：肾结核、肾盂肾炎；④畸形：肾血管畸形、先天性多囊肾等；⑤肿瘤：肾胚胎瘤、肾盏血管肿瘤等；⑥肾血管病变：胡桃夹现象、肾静脉血栓形成等；⑦外伤：如肾挫伤；⑧药物所致肾及膀胱损伤：如环磷酰胺、磺胺类、氨基糖苷类抗生素如庆大霉素等。

（2）尿路疾病　①感染：膀胱炎、尿道炎、结核等；

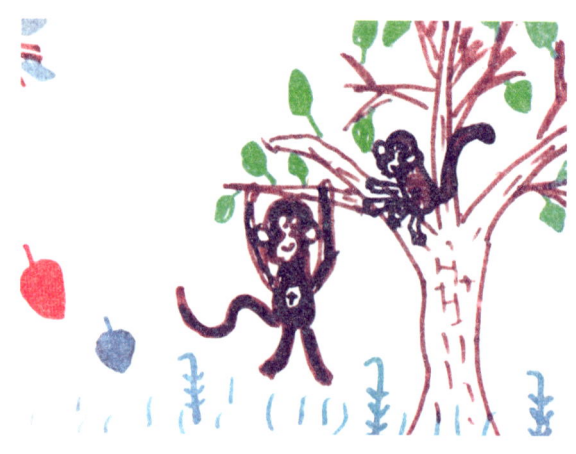

②结石：输尿管结石、膀胱结石。

（3）全身性疾病 如血小板减少性紫癜、血友病、白血病、再生障碍性贫血、维生素C缺乏症、维生素K缺乏症、剧烈运动引起的一过性血尿、特发性高钙尿症等。

特别应该注意的是无论是尿液检查发现的血尿，还是肉眼观察到的尿液发红，首先确定是真性血尿还是假性血尿，产生假性血尿的原因有：①摄入食物（如动物内脏、动物的血制品、红色的食品用染料）、药物（如大黄、利福平、苯妥英钠等）都可引起尿色发红。②错型输血等原因所致的血红蛋白尿或肌红蛋白尿。③初生新生儿尿液中尿酸盐结晶。上述三种原因引起的尿色发红在尿镜检时均无红细胞。④血便或月经血污染尿标本。在排除了假性血尿的可能性后，就要考虑真性血尿，进行一些其他相关的检查，进一步查找引起血尿的原因。

76. 孩子出现血尿该怎样护理？

孩子出现血尿家长肯定都会很恐慌，其实血尿的预后大多还是良好的。近年来随着检验手段的普及和发展，很多血尿特别是那些显微镜下才能见到的血尿，都可以利用健康儿童普检的机会被及时发现。当发现孩子有血尿时应该怎么办呢？首先我们建议应该连续多查几次尿，因为仅仅1~2次的查尿偶见红细胞是不足以明确诊断的。即使真的明确有血尿存在也不用太着急,要有耐心。因为大多数的病理改变都是轻微的或是正常的,而且绝大多数孩子的预后也都还是比较理想的。不过也有少数病例表现为血尿症状持续存在,对于这种情况就要求我们按时到医院检查,及时发现情况密切观察。因为目前对本病尚无特效治疗,所以细致周到的护理则显得尤为重要。在血尿还没有消退前应让孩子注意休息,避免剧烈的体育活动,预防呼吸道感染;保持尿道口及会阴部的清洁;保持心情舒畅;密切观察尿色的变化。由于疾病恢复需要一个过程,在这个过程中,切记不要随便服用药物,包括激素、免疫抑制剂以及某些中药等,因为这些都不是特效的。关键还是密切观察,勤查尿,明确病理类型后再有针对性地服药。

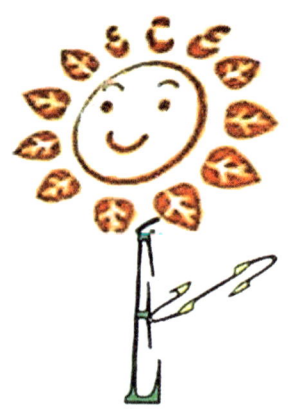

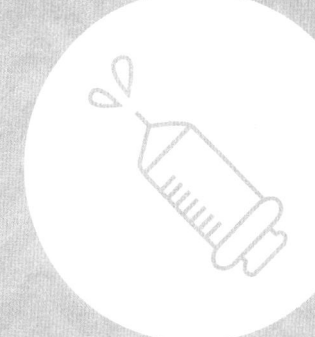

第四篇
用药与护理

77. 药物会损伤肾吗？

我们常听人们说，是药三分毒。这句话是绝对有道理的。因为肾是药物代谢和排泄的重要器官，目前由于药物种类繁多，包括西药、合成药、中草药，以及一些所谓的"补药"等，频繁滥用问题严重，由此引起的肾损害也日趋增多，而药物所致的肾损害常常缺乏典型的临床表现，主要表现为肾毒性反应（如尿少、血尿等）。在用药过程中，应该仔细观察孩子的各种表现。对因病情需要而不得不长期用药的患儿，应注意观察排尿情况，定期进行尿常规检查，及早发现药物对肾的损害，尽量避免药物性肾损害的发生。我们应对药物所致的肾损害有充分的认识，使药物性肾损害能被及早发现，以免造成延误诊断和治疗，甚至发展为不可逆转的终末期肾衰竭，造成令人惋惜的后果。

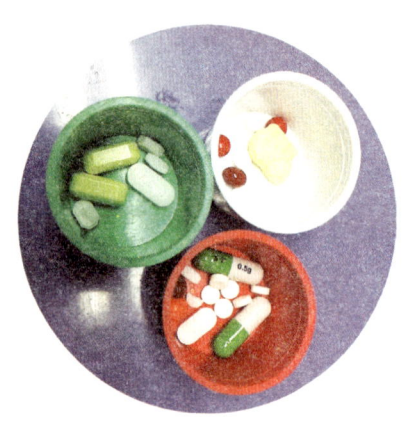

第四篇 用药与护理

78. 哪些药物容易引起肾损害？

目前临床药物种类日益繁多，药物所致肾损害的发生率日趋增加，如何做到早发现、早干预日益成为医学界乃至整个社会都关注的焦点问题。作为人体最大、最重要的排泄器官肾来说，体内多种"毒素"都由肾排出，因而更容易受到多种不利因素的损害，而肾脏病早期一般无明显临床表现，待已出现症状时多表示肾功能已经受损。导致肾损害的原因是多方面的，除疾病及环境污染等原因外，用药也是不可忽视的重要因素，尤其是长期用药更容易导致肾损害。药物引起肾损害往往也导致治疗不能顺利进行下去。肾是体内至关重要的脏器，它对于人体的健康起着举足轻重的作用，对它无论多么呵护都不为过，应提高对药物肾毒性的认识。引起肾损害最常见的药物如下：

（1）抗生素类

1）氨基糖苷类：新霉素、链霉素、庆大霉素、卡那霉素、阿米卡星。

2）青霉素类：青霉素G、氯唑西林、羟苄西林、阿莫西林、氨苄西林。

3）头孢菌素类：头孢噻吩（先锋Ⅰ）、头孢噻啶（先锋Ⅱ）、头孢氨苄（先锋Ⅳ）、头孢唑啉钠（先锋Ⅴ）、头孢拉定（先锋Ⅵ）、头孢匹林（先锋Ⅷ）。

4）大环内酯类：红霉素。

5）氯霉素类：氯霉素。

6）多肽类：多黏菌素、杆菌肽、万古霉素。

7）磺胺类：磺胺嘧啶、磺胺甲噁唑、磺胺甲氧吡嗪、复方磺胺甲噁唑。

8）喹诺酮类：诺氟沙星、氧氟沙星、环丙沙星。

9）呋喃类：呋喃妥因、呋喃唑酮。

（2）抗结核、抗病毒类

1）抗结核类：利福平、异烟肼、对氨基水杨酸、乙胺丁醇。

2）抗病毒类：更昔洛韦、阿昔洛韦。

3）抗真菌类：两性霉素B、灰黄霉素。

4）非甾体消炎药及解热镇痛药：布洛芬、萘普生、非那西丁、氨基比林、对乙酰氨基酚、阿司匹林等。

5）免疫抑制剂：环孢素、他克莫司（FK-506）等。

6）抗肿瘤药：丝裂霉素、甲氨蝶呤、顺铂等。

（3）降压药

1）ACEI类：卡托普利、依那普利、贝那普利、福辛普利等。

2）ARB类：氯沙坦、缬沙坦、厄贝沙坦等。

3）其他类：肼屈嗪、可乐定、甲基多巴。

（4）利尿剂及脱水剂

1）利尿剂：氨苯蝶啶、呋塞米、噻嗪类等。

2）脱水剂：甘露醇、右旋糖酐。

（5）中药及相关中成药

1）含马兜铃酸中药：广防己、关木通、青木香、天仙藤、寻骨风等。

2）其他植物类中药：雷公藤、草乌、秋水仙、山慈姑、巴豆、黑豆、土牛膝、贯众、芦荟、棉花子、土荆芥等。

3）矿物类：包括含砷、汞或铅类化合物（如砒霜、朱砂、雄黄等）。

4）动物类：含蛇毒类中药、含胆酸类中药（如鱼胆）等。

（6）其他：降尿酸药（如别嘌醇、秋水仙碱、丙磺舒等）、H_2受体阻断剂（如西咪替丁、奥美拉唑等）、止血或抗凝药（如氨基己酸、维生素K、华法林等）、降脂药（如洛伐他汀、氯贝丁酯等）、抗组胺药（如苯海拉明）、抗风湿药（如青霉胺）、抗癫痫药（如苯妥英钠、卡马西平）等。

当身体出现不适状况时，建议不要在家擅自乱用药物，尤其是长期用药，最好及时就医，在医生的指导下用药，尽量避免不合理用药导致的肾损害。

79. 醋酸泼尼松（强的松）治疗期间会出现哪些不良反应？

糖皮质激素（如醋酸泼尼松）类药物在医学上的应用日

益广泛，基本上已经成为治疗肾脏病的首选药物。俗话说，甘蔗没有两头甜。它主要在临床中用于治疗免疫性疾病和炎症治疗等，常常可以获得显著的疗效，但同时，治疗所带来的副作用也非常明显，常出现很多不良反应，其不良反应发生的概率与使用剂量和时间密切相关。常见的不良反应包括：

（1）诱发或加重感染：降低机体的防御能力。患肾病综合征等免疫性疾病的儿童本身免疫力就比较低下，容易发生各种感染，尤其是在使用了糖皮质激素（如醋酸泼尼松）以后，本身就低下的免疫力更加脆弱。稍有不慎，就可发生感染。经统计，在住院患儿中，使用糖皮质激素（如醋酸泼尼松）后感染的发生率比未使用者明显上升，感染累及呼吸道、消化道、皮肤、黏膜、甲床等多系统或部位。除细菌感染外，病毒和真菌的感染也同样增加。

（2）皮肤软组织受损：皮屑增多、皮肤变薄、伤口愈合延缓、多毛、日光性紫癜、Cushing外貌（向心性肥胖，表现为满月脸、水牛背）、水肿消失后留下的紫纹、青春期的孩子易出现痤疮等。

（3）水、钠潴留：糖皮质激素可以使肾重吸收水、钠增加，尿量减少，使机体的水、钠潴留，导致水肿出现或加重。这在大剂量激素冲击治疗中尤为明显。

（4）眼部疾患：白内障、青光眼（有家族史者较多见）、突眼（罕见）。

(5)骨质疏松:糖皮质激素可以影响成骨细胞的分化、成熟,对于骨骼的发育起重要作用。但当超过生理量时,可使骨质疏松、股骨头坏死、骨折发生率增加。

(6)消化系统疾患:可引起恶心、上腹部不适,甚至诱发或加重消化道溃疡,引起出血或穿孔。在大剂量冲击治疗期间,应注意观察患儿的消化道症状,定期检测便隐血。

(7)中枢神经系统疾患:长期大量使用可发生欣快、激动及失眠,个别可诱发精神病倾向,患儿可引起惊厥;癫痫患者可诱发癫痫发作。精神症状较重的患儿应停用糖皮质激素。

(8)生殖系统功能受损:妊娠头3个月可能引起畸胎等。妊娠后期大量应用糖皮质激素,可抑制胎儿下丘脑—垂体,引起肾上腺皮质萎缩,出生后发生肾上腺皮质功能不全。大剂量的糖皮质激素可造成月经不调、男性及女性生育能力下降,这可能与其影响性激素分泌有关。

(9)肾上腺皮质功能不全:长期应用糖皮质激素,可引起肾上腺皮质萎缩和功能不全。突然停药或严重感染,可诱发严重肾上腺皮质危象状态等。

80. 糖皮质激素治疗期间的注意事项是什么?

糖皮质激素具有强大的抗炎、抗免疫的作用,在临床上的应用非常广泛,是治疗原发性肾病综合征的首选药物。目前多采用醋酸泼尼松（强的松）中长程治疗方案，简单地说，中程疗法为6个月，长程疗法为9~12个月。虽然醋酸泼尼松具有显著的疗效，但是长期应用也会带来很多的副作用，使患儿出现不良反应。若出现了严重的不良反应会直接影响醋酸泼尼松的正常疗效。为了保证治疗效果，减轻不良反应，建议在用药期间注意如下事项：

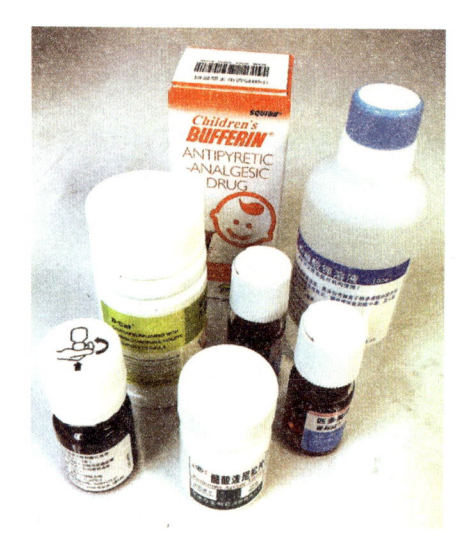

（1）一般情况下，醋酸泼尼松用于治疗原发性肾病综合征的疗程大都比较长，且是超生理剂量使用，因此在使用期间，一定要遵医嘱服药，严格遵守服药量和服药时间，不要擅自减药或停药。擅自减药或停药会引发严重的不良反应。

（2）应用糖皮质激素期间，因为免疫力低下，孩子极易发生感染。有时感染严重，会导致疗程被迫中止，从而影响疾病的转归。因此，服用糖皮质激素的儿童如何有效预防感染是至关重要的。在服药期间应注意个人卫生，如勤洗

第四篇 用药与护理

手、勤剪指甲，不要养成揉眼睛、挖鼻孔等不良习惯，勤换内衣、内裤，注意会阴部的清洁卫生，加强口腔卫生，早晚刷牙、睡前不吃甜食以防龋齿，保持用物清洁；不带（或少带）孩子到人群密集的公共场所，外出时尽量戴口罩，避免与感染性疾病儿童接触，尤其注意居室通风换气；密切观察感染（如咽痛、咳嗽、腹痛、腹泻）表现；定期监测血常规，及时发现潜在感染的可能，一旦感染，应及时到医院就诊治疗。

（3）由于糖皮质激素类药物有引起水、钠潴留的副作用，在用药期间有时会引起水肿和其他一些皮肤软组织的不良反应，家长可帮助孩子适当控制液体入量；必要时在医生的指导下适当使用利尿剂可使水肿减轻。如出现其他一些皮肤软组织的不良反应，家长及儿童不必紧张，随着糖皮质激素的不断减量直至停用后，皮肤软组织的不良反应将会逐渐减轻。

（4）应用糖皮质激素期间容易造成骨质疏松，故在应用糖皮质激素期间要注意保护孩子的安全，儿童活泼好动，要严防跌倒摔伤，室内地面不能湿滑，外出也不要做剧烈活动，不要长时间地站立或行走。遵照医嘱及时补充钙剂及维生素D。如果有条件的话，应每隔半年检查一次骨密度。

（5）在大剂量糖皮质激素冲击治疗期间，应注意观察孩子的血压变化，即使在血压平稳的情况下，每日也要至少测量一次血压。

（6）糖皮质激素可以引起神经系统的症状（亢奋或抑郁），因此有精神病倾向、精神病及癫痫患儿应慎用或不用糖皮质激素。同时，由于糖皮质类激素还可引起眼压的升高，白内障、青光眼患儿应禁用。如在使用过程中出现这些不良反应应及时就诊，在医生指导下减药或停药。

（7）糖皮质激素还可以引起消化道黏膜的损伤，在大剂量糖皮质激素冲击治疗期间，应注意观察孩子的消化道症状，在医生的指导下，可以同时服用一些保护胃黏膜的药物，定期检测便隐血。已有溃疡的患儿应慎用糖皮质激素。

（8）糖皮质激素在一定程度上会影响伤口的愈合速度，所以在大剂量糖皮质激素冲击治疗期间尽量不进行外科手术治疗。患单纯疱疹性或溃疡性角膜炎时也应禁用，以免造成溃疡及炎症加重。

（9）应用糖皮质激素期间一般不建议使用疫苗，会影响疫苗接种效果。

（10）长期应用糖皮质激素时，减药或停药必须在医生的指导下逐步进行，以防止停药反应。

（11）应用糖皮质激素期间会对血象的检测有一定的影响，如使白细胞增多。但要注意有时会掩盖真正因感染引起的白细胞升高，因此，化验血象的同时还要注意结合孩子的临床症状，以免延误诊断。

（12）应用糖皮质激素可影响儿童生长发育，因此应用期间应定期监测体重、身高。

（13）应用糖皮质激素易引起电解质紊乱，最常见的是低钾血症。在应用期间应遵照医嘱定期检查血电解质情况。日常注意观察孩子有无低钾表现，如精神欠佳、乏力、腹部不适等。

81. 甲泼尼龙冲击治疗肾脏病副作用的临床表现有哪些？如何护理？

近年来，应用甲泼尼龙冲击疗法治疗小儿肾脏病在临床中应用越来越广泛，因其具有强烈的免疫抑制作用，大剂量短程冲击疗法可取得显著疗效，使患儿的临床症状、尿蛋白等化验值都有不同程度的缓解。但取得显著疗效的同时，其副作用也相对较大。甲泼尼龙冲击治疗可以影响体内多种代谢过程，引起明显的甚至严重的毒副作用，直接影响疗效。因此，严密的观察和护理对于预防和减少副作用的发生是非常重要的。我们通过多年来对甲泼尼龙冲击疗法治疗肾脏病副作用的观察和护理，探讨和总结护理经验，制订出甲泼尼龙冲击疗法的护理要点，希望在实践中能对您有所帮助。

（1）胃肠道反应：这是甲泼尼龙冲击过程中较为常见的一个副作用。因为甲泼尼龙可增加胃酸和胃蛋白酶的分泌，抑制胃黏液的分泌，因而减弱了胃黏膜的抵抗力，容易发生消化性溃疡，甚至出血、穿孔。

因此在甲泼尼龙冲击治疗期间，如能预防性地同时给予西咪替丁、雷尼替丁等胃酸抑制剂和胃黏膜保护剂，对于预防胃肠道反应可能会有一定的帮助。

在孩子应用此药治疗期间，应注意观察患儿有无胃肠道症状，如恶心、呕吐、腹痛、腹胀等，观察大便颜色和性状，必要时做隐血试验，以便及时发现上消化道出血。另外，饮食护理也非常重要。在给予低钠、低脂、低蛋白质、优质蛋白质饮食的同时，还应注意少量多餐，避免食用生硬难消化、辛辣刺激性的食物。不要吃得过饱，保持大便通畅。

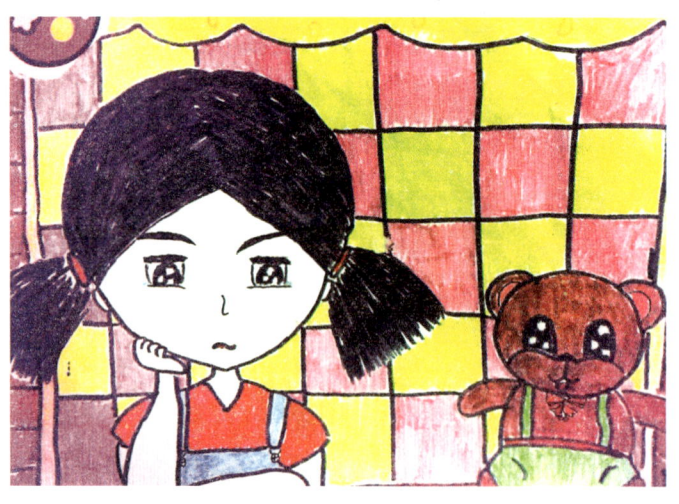

（2）高血压：由于甲泼尼龙冲击治疗可导致水、钠潴留，会引起血压升高，尤其是年龄较大、病史较长的患儿，因为长期口服激素，有的本身基础血压就偏高，冲击治疗期间血压更容易波动。故在冲击治疗期间，应严密监测血压的变化，特别是冲击治疗后6~12小时。及时发现、对症处理，把血压控制在正常范围内。对于平时血压较高的患儿，在甲泼尼龙冲击治疗期间预先给予降压药对预防高血压的发生是有必要的。

（3）急性心血管并发症：有些儿童在甲泼尼龙冲击治疗后可表现为面色潮红、心率增快，这是因为甲泼尼龙可引起机体代谢增高、容量负荷增加、心脏负荷及交感神经兴奋性增加。所以治疗期间应注意卧床休息，降低代谢率，减少心脏负荷，防止心功能不全的发生。

急性心血管并发症是甲泼尼龙冲击治疗最严重的并发症之一，但比较少见，多发生于以前有心脏病史的患者。电解质紊乱、过敏和快速输注是诱发急性心血管并发症的重要原因。因此对有心脏病的患儿在甲泼尼龙冲击过程中，应密切观察孩子心率及节律的变化，给予心电监护，有无心悸、胸闷、乏力、头晕等症状，以便及时发现和处理。冲击后查血电解质是必要的。此外，合理控制输液速度很重要，因快速输注容易造成电解质紊乱和心律失常，甚至猝死。

（4）水、电解质和酸碱平衡紊乱：大剂量应用甲泼尼龙冲击治疗可引起水钠潴留、低钾、低钙等水电解质和酸碱平衡紊乱，造成生命体征、精神状态等的改变。

由于药物的影响，有少部分患儿在冲击治疗期间白天尿量比平时尿量有不同程度地减少，因此冲击治疗期间护士和家长应特别留意患儿白天尿量的多少，若明显减少应及时通知医生给予处理。

详细记录液体出入量是早期发现水、电解质和酸碱平衡紊乱最有效的手段。每日体重、24小时出入量、血压、眼睑、下肢水肿变化可反映水钠潴留情况，心率、呼吸可以反映电解质、酸碱失衡情况。此外，加强护理非常重要。我们的经验是要在医生的指导下，根据不同年龄段患儿的个体差异和基础值，以每日各种液体进出量基本保持平衡，体重无明显变化为宜。

（5）感染：由于甲泼尼龙为免疫抑制剂，使用后可使机体防御和免疫能力降低，容易诱发感染或使潜在的感染灶扩散，这是冲击治疗最为常见的并发症。

如何有效预防冲击治疗导致的感染，我们应做好以下几方面的护理：①加强对患病儿童的病情、生命体征尤其是体温变化的观察，同时严密监测血、尿、便常规尤其是白细胞计数等有无异常。②加强消毒隔离，定时通风，保持病室环境清洁，空气新鲜，温度适宜。向患儿及家长说明感染带来的危害，减少探视，适当限制患儿的活动，防止交叉感染。③做各项治疗、护理操作时，严格执行无菌原则，防止医源性感染。④保持皮肤、会阴清洁，勤换内衣、裤，每日至少清洗外阴两次，每日观察口腔黏膜有无溃疡；仔细检查皮肤，防止感染灶存在。⑤勤洗手，保持家长及孩子的双手清洁，注意保暖，预防感冒。一旦发现感染征象，立即通知医生，明确感染部位与性质，及时选用适当的药物治疗。

（6）神经精神症状：甲泼尼龙冲击治疗可增加中枢神经系统的兴奋性。学龄前儿童尤为明显，表现为兴奋、好动、爱闹、易情绪烦躁。故用药期间应注意患病儿童，尤其是学龄前儿童的精神状态、语言行为有无异常，有无兴奋、激动不安、失眠甚至狂躁等精神症状。尽量使房间安静，光线稍暗。不要让儿童玩高度紧张或刺激性较强的游戏。对神经精神症状轻的患病儿童，护士与家长应加倍关怀，抚慰其情绪，满足儿童合理需求，并严密观察，防止孩子的外伤和自伤，重者停药并对症处理。

（7）食欲亢进：不同程度的食欲亢进是甲泼尼龙冲击治疗的常见副作用，家长应尽量多掌握一些在激素治疗期间适当控制饮食的方法（本书中已有详细介绍），尤其是低龄儿童，家长要时刻监管，保证孩子顺利完成冲击疗程。

82. 环磷酰胺（C.T.X）治疗期间会出现哪些不良反应？

环磷酰胺属免疫抑制剂，对体液免疫和细胞免疫均有抑制作用，可延长缓解期，减少复发。主要用于肾病综合征频繁复发者、对糖皮质激素(如醋酸泼尼松)依赖者、对糖皮质激素耐药者或在糖皮质激素治疗过程中出现严重不良反应的儿童，可考虑加用环磷酰胺。在应用环磷酰胺期间，会出现一些毒副作用，分为近期和远期毒副作用。

其近期的毒副作用主要包括：

（1）骨髓抑制：主要为白细胞减少（最低值1～2周，一般维持7～10天，3～5周恢复）。偶尔会出现血小板的减少，但很少引起贫血。

（2）出血性膀胱炎。

（3）胃肠道反应：恶心、呕吐及厌食，偶致胃肠黏膜溃疡病、出血。

（4）脱发，偶见皮肤色素沉着及过敏性湿疹。

（5）偶见影响肝功能，出现黄疸及凝血酶原减少。肝、肾功能异常时可使环磷酰胺毒性增强，药酶诱导剂如巴比妥类、皮质激素、别嘌呤醇及氯霉素等对本品的代谢、活性和毒性均有影响，并用时应注意。

（6）对细菌和病毒感染的易感性增高，易发生各类感染性疾病。

第四篇 用药与护理

其远期的毒副作用主要包括：长期应用会对性腺有影响，处于青春期或青春前期的男孩有可能致睾丸萎缩及精子缺乏而引起不育症，女性可致闭经、卵巢纤维化等，还可能诱发肿瘤。

83. 环磷酰胺（C.T.X）治疗期间的注意事项是什么？

环磷酰胺在治疗肾脏病方面有着广泛的作用，尤其对狼疮性肾炎、难治性肾脏病的治疗效果显著。但同时它也存在着相应的副作用。在应用环磷酰胺治疗肾病综合征期间，为了减轻其不良反应，应注意：

（1）避免长期超生理剂量使用，如病情需要的儿童，可小剂量、短疗程、间断用药。

（2）应定期监测肝功能和血常规，肝酶过高表示肝功能异常，血象过低表示骨髓抑制，都不能立即给予环磷酰胺冲击治疗，只有化验指标正常方可进行。一定要注意定期监测肝、肾功能。

（3）为减少出血性膀胱炎的发生，要补充足够的水分，加快毒素从肾的排出。应用环磷酰胺静脉冲击治疗的儿童，在用药前后应静脉补充液体，并注意尿量及颜色，定期监测尿常规。

（4）因环磷酰胺对血管的刺激性较强，一旦外渗则容易造成局部皮肤炎症,甚至坏死。因此静脉注射时要注意观察局部皮肤有无红肿或隆起,及时发现、妥善处理。

(5)给孩子吃高热量、易消化的可口食物,减少药物对胃黏膜的刺激。静脉治疗过程中如发生恶心、呕吐等不适症状,要及时给予止吐药,并可适当减慢输液速度。

(6)为了防止远期性腺损害,处于青春期前及青春期的孩子应谨慎使用环磷酰胺。

84. 环孢素(环孢霉素A)治疗期间的不良反应是什么?

环孢素属于免疫抑制剂,近年来已被广泛应用于临床,除用于器官移植以预防排斥反应外,也陆续应用于多种与免疫有关的肾小球疾病和自身免疫性疾病。原发性肾病综合征的患儿在应用糖皮质激素(如醋酸泼尼松)治疗中出现耐药、频繁复发、激素依赖或激素不良反应严重者,在加用环孢素后,可使部分激素耐药患儿的疾病得到缓解。但在药物应用过程中,它也会给肾脏病患儿带来不良反应,常见的不良反应有:

(1)肾毒性作用:会导致肾小球肌酐清除率有所下降,在用药早期由于肾血管收缩而出现急性肾功能减退症状,临床上出现少尿。长期用药可发生肾间质、肾小管的组织结构变化，以及不可逆的慢性肾功能减退。

（2）肝毒性：常表现为胆汁淤积、血胆红素升高、转氨酶及碱性磷酸酶轻度增高。

（3）中枢神经系统功能紊乱：可有头痛、感觉异常、震颤、睡眠障碍，个别有抽搐。

（4）高血压常见。

（5）胃肠功能紊乱：表现为食欲减退、恶心、呕吐、腹痛及腹泻等。

（6）此外，还可导致高血钾和高氯性代谢性酸中毒及低镁血症、多毛、牙龈增生等。

（7）由于免疫力低下易导致各种感染。

85. 环孢素治疗期间的注意事项是什么？

环孢素为一种选择性作用于T淋巴细胞的免疫抑制剂，近年来已用于治疗难治性肾病综合征。当激素抵抗、依赖或长时间使用肾上腺皮质激素发生严重的不良反应，而合并使用细胞毒药物疗效不佳时，可考虑使用环孢素。因其有一定的不良反应，治疗时应注意：

（1）环孢素口服溶液需用注射器抽取，要求剂量非常精准，家长在抽取时最好请第二个人帮助核对。

（2）按照药品说明书的要求妥善保管药物（如是否避

光、温度要求等）。

（3）环孢素胶囊应现用现打开包装，不要提前打开；环孢素口服溶液现用现抽取，抽好后直接用注射器滴入患儿口中。

（4）与其他免疫抑制药物联合使用时，须注意药物的配伍禁忌及剂量要求。

（5）观察有无过敏反应，对环孢素类过敏者，严重肝、肾功能损害者忌用或慎用。

（6）定时进行血药浓度监测，并遵照医嘱适时调整剂量以保证最佳疗效。

（7）药物与食物相互作用：葡萄柚和葡萄柚汁可影响本药代谢，使本药血药浓度升高，因此需避免同服；与含钾丰富的食物同服易导致高钾血症，同服时需谨慎。

86. 来氟米特（爱诺华）治疗期间会出现哪些不良反应？

来氟米特也是一种较常用的免疫抑制剂，已经成功用于治疗类风湿关节炎、自身免疫性疾病、器官移植和原发性肾脏病。来氟米特治疗过程中可出现如下不良反应：

（1）消化道症状：最常见，可见厌食、恶心、呕吐、腹痛、腹泻、口腔溃疡等胃肠道反应。

（2）其他：尚有高血压、头昏、瘙痒、皮疹、消瘦、贫血、致畸胎、可逆性脱发、呼吸道感染、肝酶升高等不良反应。

87. 来氟米特（爱诺华）治疗期间的注意事项有哪些？

在来氟米特治疗期间，应注意：

（1）观察患儿有无明显的消化道症状，及时调理。

（2）主要排泄器官为肾和肝，肾衰竭患儿不需要调整剂量；肝功能不全有可能影响来氟米特转化并影响其清除，应密切监测肝功能。

（3）注意加强防护，避免诱发感染。

（4）来氟米特与氨甲蝶呤联合使用可使转氨酶升高，当两种药物合用时应注意监测肝功能。

（5）注意生命体征的观察，尤其是血压变化。

（6）来氟米特可引起一过性的谷丙转氨酶（ALT）升高，服药初始阶段应定期检查肝功能。用药前及用药后每月检查肝功能，检测时间间隔视患儿具体情况而定。如果用药期间出现ALT升高，可根据具体情况选择继续观察、适当调整剂量或中断治疗：一般来说，如果ALT升高＜正常值的2倍，则继续用药，但要观察；如果ALT升高在正常值的2~3倍，则考虑减半量服用，继续观察；若ALT继续升高，必要时应中断治疗。停药后若ALT恢复正常可继续用药，同时加强护肝治疗及随访，多数患儿ALT不会再次升高。严重肝损害的患儿慎用。

（7）免疫缺陷、未控制的感染、活动性胃肠道疾病、肾功能不全、骨髓发育不良的患儿慎用。

（8）来氟米特可引起白细胞下降，服药期间应定期复查血常规。如出现白细胞下降，可根据下降的程度，遵医嘱选择继续用药、适当调整剂量或停药中断治疗。

（9）在来氟米特治疗期间接种免疫活疫苗的效果和安全性没有临床资料，因此，服药期间不应使用免疫活疫苗。

88. 福辛普利钠（蒙诺）治疗期间会出现哪些不良反应？

福辛普利钠（蒙诺）属血管紧张素转化酶抑制药（ACEI），具有强有力的降压作用，临床上常用于常规治疗无效的高血压患者。在用药治疗过程中有时会出现下列不良反应：

（1）心血管系统：可引起直立性低血压，也可出现心动过速、心绞痛加重、心律失常、心悸、晕厥、面红或跛行等。

第四篇 用药与护理

（2）中枢神经系统：会出现头昏、记忆障碍、震颤、意识模糊、情绪改变、感觉异常、睡眠障碍、嗜睡和眩晕等。

（3）代谢：会引起高钾血症。

（4）肌肉、骨骼系统：会出现关节痛、肌痛、肌肉痛性痉挛和痛风。

（5）泌尿系统：可引起中毒性肾损害，导致肾损害的危险因素有单侧或双侧肾动脉狭窄、低钠血症、低血容量、低血压等，一般停药后肾功能可恢复。

（6）消化系统：偶尔见恶心、呕吐和腹泻；少见胰腺炎、吞咽困难、腹胀、腹痛、便秘、食欲和体重改变、味觉异常或口干；肝酶增高，但轻微而短暂，一般停药后可恢复。

（7）血液系统：可出现贫血、血小板减少和中性粒细胞减少，偶见骨髓抑制。

（8）皮肤：可出现血管神经性水肿，但较少见，多发生在用药第1周，停药后症状可自行消

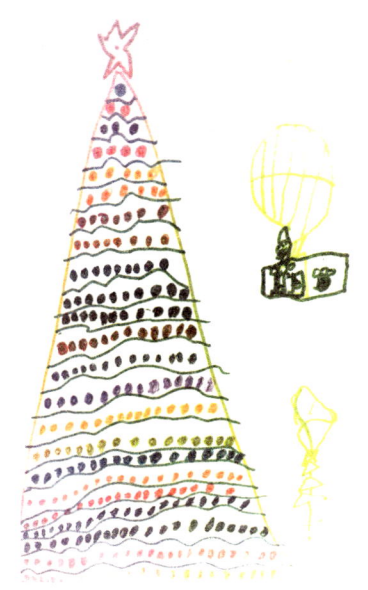

失，有时还可引起皮疹、光敏反应。

（9）眼：视力障碍和眼刺激感。

（10）其他：耳鸣，血尿素氮、肌酐暂时性增高，刺激性干咳常见。

89. 福辛普利钠（蒙诺）治疗期间的注意事项是什么？

在福辛普利钠（蒙诺）治疗期间，应注意：

（1）肾功能障碍或白细胞减少者，在用药最初3个月内应每2周复查1次血常规。

（2）每日定时监测血压，注意观察药物的疗效。

（3）肾衰竭的患儿需经常监测血电解质，注意血钾的变化。

（4）尿常规检查每月1次，注意观察尿蛋白的变化。

（5）存在高钾血症的患儿慎用。

（6）服药期间注意休息，避免引起或加重头晕、耳鸣等不适。

（7）对于严格限制钠盐饮食或进行透析的儿童，在服用此药时应监测血压变化，防止突发严重的低血压。

（8）肝功能不全者、肾功能不全者、主动脉瓣狭窄者慎用，如要用，应定期监测肝功能、肾功能。

（9）与利尿剂或其他降压药合用时，降压作用增强，可引起严重低血压。如需两药合用，建议在医生指导下用药，利尿剂需减量，并监测血压变化。

（10）加强饮食护理，有助于减轻恶心、腹胀等不适。

90. 他克莫司（FK506）治疗期间有哪些不良反应？

他克莫司作为钙调蛋白抑制剂，广泛应用于心脏移植、儿童肾移植术后。近年来，用于治疗肾病综合征患儿，在应用中会出现下列不良反应：

（1）肾毒性和电解质紊乱：与剂量相关，包括肾小球滤过率减低，肾血流量减低，肾动脉阻力增高，肾小管损伤伴发高血钾、低血镁。

（2）诱发感染：如巨细胞病毒（CMV）感染。

（3）心血管系统：高血压比较多见，偶有发生心绞痛、心悸，但易缓解。

（4）其他：胃肠道反应，如腹痛、食欲下降、恶心、呕吐。

91. 他克莫司（FK506）治疗期间的注意事项有哪些？

为了使他克莫司在治疗中充分发挥药效，减轻不良反应，在用药过程中应注意：

（1）药物与食物相互作用：和食物同服或进食含有中等量脂肪的食物会明显降低本药的吸收率及口服生物利用度，吸收速度也会减慢，因此本药需空腹服用或至少在餐前1小时或餐后2～3小时服用，定期监测血药浓度。

（2）发生感染时可能导致他克莫司血药浓度的变化，如胃肠炎时他克莫司血药浓度增加，需严密监测血药浓度。注意保持个人卫生，减少感染的发生，发生感染时应积极控制，以免影响他克莫司的疗效。

（3）他克莫司不良反应的严重程度因人而异，儿童及家长不必过分担心，且不良反应绝大多数发生在治疗初期，其发生率随着疗程延长而减低，并且随着疗效的不断发挥，其不良反应也可得到逐步改善，关键是要遵医嘱正规服药。

92. 吗替麦考酚酯（骁悉，霉酚酸酯，MMF）治疗期间会出现哪些不良反应？

吗替麦考酚酯是近年来开发的一种新型免疫抑制剂，最初用于防治器官移植中的排斥反应，近年来吗替麦考酚酯被广泛用于非器官移植领域，包括自身免疫性疾病和与免疫炎症反应相关的肾小球疾病。吗替麦考酚酯联合糖皮质激素（如醋酸泼尼松）可用于治疗狼疮性肾炎，其疗效与环磷酰胺相当，且副作用较少。在用药治疗过程中，其不良反应如下：

（1）胃肠道症状：最常见，包括恶心、呕吐、便秘、厌食、腹痛、腹泻、食管炎、胃炎、胃肠道出血及胰腺炎罕见。

（2）血液系统：可出现白细胞减少（中性粒细胞减少）、血小板减少、贫血，严重者可发生严重贫血。

（3）神经系统：可致头痛、头晕、失眠、震颤、焦虑、抑郁、感觉异常、嗜睡等不良反应。

（4）感染：可致皮肤疱疹病毒和巨细胞病毒感染。

93. 吗替麦考酚酯（骁悉，霉酚酸酯，MMF）治疗期间的注意事项是什么？

在用吗替麦考酚酯治疗过程中，应注意：

（1）记录出入量，观察有无胃肠道的不适症状，给予易消化的食物，避免刺激性强的食物。

（2）观察患儿的精神及神智状态，若出现了明显的神经系统症状，应及时给予相应的治疗及护理，减轻孩子的痛苦，并且应持续密切观察。

（3）进食可使本品的血浆峰值降低近40%，故应空腹服药。

（4）服用本药的患儿在第一个月每周检测一次全血细胞计数，第二和第三个月每月两次，余下的一年中每月一次。

如果发生中性粒细胞减少时，应遵照医嘱停止或减量使用本药，并密切观察。

（5）本药产生的不良反应并不是自始至终持续存在的，在减少剂量、分次服用或停药后会缓解。对长期用药患者，其不良反应随用药时间延长也可逐渐减轻。

（6）在应用本药期间，避免同时口服碱性药物或影响肝肠循环的药物，以免降低药效。勿同时应用硫唑嘌呤。

（7）应避免同时服用会造成吗替麦考酚酯血药浓度增加或降低的药物。

94. 螺内酯（安体舒通）治疗期间会出现哪些不良反应？

螺内酯属皮质集合管保钾利尿剂，具有保钾作用，故肾功能不全的患儿长期应用可引起高钾血症。如血钾处于相对稳定状态，建议与排钾利尿药（如氢氯噻嗪）合用，可加强疗效、增加排钾、保持水电解质的平衡。同时注意有无纳差、恶心、腹泻等胃肠道不适。

少数患儿有胃痉挛、腹泻、头痛、思睡，偶见皮疹等症状，停药后多可恢复。因本药单独使用时利尿效果弱，且易使血钾升高，所以临床上很少单独应用，常与其他利尿剂联合应用。

第四篇 用药与护理

95. 螺内酯（安体舒通）治疗期间的注意事项是什么？

螺内酯的利尿作用主要是在集合管，它口服吸收好，能与血浆蛋白质有效结合，具有保钾作用。在应用安体舒通治疗期间，为了减轻其不良反应，应注意：

（1）因其具有保钾作用，所以易致高钾血症。在用药期间，应减少摄入含钾丰富的食物（如柑橘、香蕉、西瓜等）。当血钾增高时，应用葡萄糖及胰岛素纠正。

（2）观察螺内酯的利尿效果，每天记录孩子的尿量。

（3）与其他药物合用时，注意有无配伍禁忌。

（4）注意观察病情变化，注意有无电解质紊乱的表现，如血钾增高。

96. 呋塞米（速尿）治疗期间会出现哪些不良反应？

呋塞米属于利尿剂，其利尿作用比较强大，在临床上广泛应用于肾脏病引起的水肿。在应用过程中易引起如下不良反应：

（1）脱水：过度利尿会引起血容量不足，导致体位性低血压及休克的发生。肾病综合征患者水肿时，如过度利尿常导致肾前性急性肾衰竭。

（2）电解质紊乱：呋塞米属排钾利尿剂，应用过程中如不注意补钾易致低钾血症（表现为四肢软弱无力、腹胀、肠鸣音消失，重者出现呼吸肌麻痹或麻痹性肠梗阻；心血管方面会出现心律失常、血压降低，甚至发生心力衰竭；肾损伤方面会出现多尿，重者有碱中毒）。由于尿量增多，在排尿的同时，导致钠离子大量随尿丢失，如不及时纠正，易致低钠血症（重者表现为头痛、肌痛性痉挛、恶心、神志改变甚至抽搐、昏迷等）。此外，还可发生低镁血症、高钙或低钙血症。

（3）代谢性酸中毒和碱中毒。

（4）高尿酸血症。

（5）其他：胃肠道反应如恶心、呕吐、暂时性耳聋（未成熟儿尤需注意）、高尿酸血症，偶见心律失常及皮疹、肝损伤等。

97. 呋塞米（速尿）治疗期间的注意事项有哪些？

在呋塞米应用过程中，应注意如下事项：

（1）因其利尿作用强，易致血容量不足，临床上一般分为口服或静脉给药两种途径。所以临床上在应用此药前（尤其是静脉给药前），应选择好适应证，血容量不足、肾病综合征患儿在应用前首先对其血容量状态做出判断后再决定是否用药。

（2）在用药期间，应密切监测血电解质（钠、钾、镁、钙等），当出现电解质紊乱时，应及早处理。其中最常见的电解质紊乱是低钾、低钠血症。针对低钾血症的预防及处理方法是：摄入高钾食物（如柑橘、香蕉、西瓜等）可以预防低血钾的出现，必要时可给予氯化钾口服。严重的低钠血症处理相当困难，死亡率也很高，为了防止严重低钠血症的出现，应密切监测血钠，一旦血钠偏低，应及早处理，无症状者只需限水，重者则输注高张氯化钠溶液。

（3）因此药利尿作用较强，故应尽量在早上或中午之前给药，以免因给药过晚使孩子夜间排尿增多，不能保证良好的休息及睡眠。

（4）观察呋塞米的利尿效果，每天记录孩子的尿量。

98. 对于服用降压药物的儿童要注意哪些问题？

（1）应学会测量血压的方法。每天在同一时间、同一血压计、同一条件(如睡醒后或睡觉前)测量，避免连续多次测量。

（2）应该为孩子安排一个适合于自己的时间，对比找出基础血压参照值。可以在早饭前和洗澡穿衣后分别测量。

（3）应做好血压记录，将每次测量的结果记录下来，为进一步治疗提供参考。

（4）在应用特殊降压药时，要遵守医生制订的治疗计划，不要因为出现不良反应就自行停药。治疗初期会有一些药物反应或不适，连续服用就会逐渐消失。自觉症状好转，血压恢复正常水平后还要继续服用。

（5）一旦忘记服药，不要补服，更不要将两次药合在一起服用。

（6）服药期间要限制饮用咖啡、浓茶及可乐类可引起血压升高、诱发心律失常的饮料。

（7）在日常生活中，注意调节孩子的饮食、运动、精神等各个方面。在孩子学习繁忙、情绪波动、环境变迁、压力过大等情况下，对其承受能力、药物需求量以及血压的波动情况有一个适当的监控。

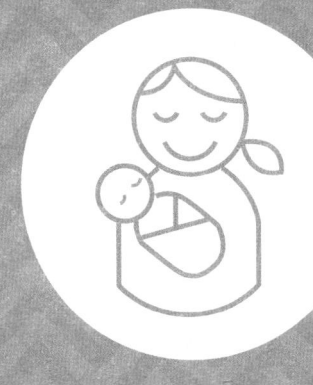

第五篇
饮食与护理

99、如何掌握正常小儿每日每公斤体重所需的总热能?

小儿每日每公斤体重所需总热能比成人要多,因为小儿是一组比较特殊的群体,比成人多一项生长发育的能量需要。正常小儿每日每公斤体重所需总热能的计算公式为:

总热能 = 基础代谢需要 + 生长发育需要 + 食物的特殊动力作用 + 活动需要 + 排泄需要

不同年龄段儿童所需热量[单位:kcal/(kg·d)]

年 龄	所需热量
1岁以内	110
1～3岁	90～100
4～6岁	80
7～9岁	70
10～12岁	60
13～16岁	50

注:每增长3岁,热量减10kcal/(kg·d)。

第五篇 饮食与护理

100、举例说明标准范围内的一日三餐摄入量。

下表中所列出的标准范围内的一日三餐摄入量供参考。

早餐	午餐	晚餐
肉菜包子（猪肉25g、白菜100g、面粉50g） 白米粥（大米25g）	鸡蛋炒西红柿面（鸡蛋一个、西红柿100g、面条100g） 清蒸鱼（鱼肉50g）	清炒油菜（100g） 肉丝烧茄子（肉丝25g、茄子200g） 米饭（50g） 苹果（150g）

注：经统计，蛋白质全天含量46.15g，含热卡189kcal。如7岁儿童，体重34kg，身高120cm，全天共需总热量为2380kcal，其中蛋白质提供热能占总热能的8%。

101、防治肾脏病在饮食方面应注意什么？

饮食和肾脏病的发生是有着直接或间接关系的。过度肥胖、摄入过多的蛋白质会加重肾的工作负担，时间一长就把肾"累坏了"；摄入过多的盐和脂肪会导致体内水盐代谢紊乱、血脂异常，进而继发肾损害。

防治肾脏病，饮食方面是有"特殊要求"的，总的来说包括以下四个原则：每天保证优质蛋白质的摄入量，蛋白质的摄入量不是越多越好，必须控制盐的摄入量，多吃清淡、

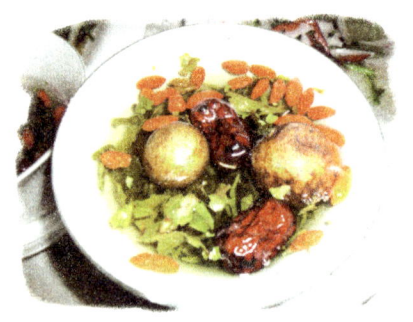

低脂肪的食物。另外还要注意的是,许多含药物、添加剂以及一些毒性化学物质也都"混"进食品中,进入体内逐渐蓄积,进而损伤肾。

俗话说,"病从口入",其实这个道理也适用于肾脏病。随着人们健康知识水平的日益提高,饮食控制已成为慢性肾脏病治疗的重要组成部分。

102. 肾病综合征患儿膳食中的其他注意事项有哪些?

肾病综合征患儿膳食总的原则是低盐、低脂、适当低蛋白质、优质蛋白质饮食。除此之外,还应关注其他一些注意事项:

(1)应特别注意,在"三低"膳食的同时要保证充足的热量。尤其是生长发育阶段的儿童和青少年,如果为了限制蛋白质而影响热量的摄取会影响少儿的生长发育,出现营养不良及其他疾病。

(2)饮食种类尽量要多样化,保证维生素A、D、B_2、

C、钙及微量元素的摄入。

（3）少尿时限制含钾、含磷食物的摄入，尿少、血钾高者应禁食含钾高的水果和蔬菜，如香蕉、橙子等。

（4）注意饮食卫生，不可吃酸腐、糜烂或过夜及不洁的食物，以免发生胃肠疾病，影响健康。

（5）应忌食虾、蟹、酱菜、甜面酱、腐乳、咸肉、香肠、腊肉等肥咸食物，以及烟酒及辛辣食品，每日以清淡饮食为好。

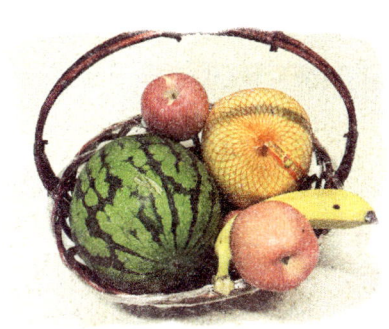

（6）食物以新鲜为主，不要吃含防腐剂过多且保质期很长的食品。

（7）还要特别注意的是，每日所需摄入的蛋白质、脂肪类食物，要平均分配在一日三餐中，不要一次摄入过多。

103. 何为低脂、低胆固醇饮食？

慢性肾脏病患者常常伴有脂类物质代谢紊乱，极易出现血液中胆固醇、三酰甘油（甘油三酯）、低密度脂蛋白、极低密度脂蛋白增高的情况，统称为高脂血症。而高脂血症会使肾的负荷加重，因而造成肾的进一步损害，不利于疾病好转。所以，对这种患者应给予低脂、低胆固醇饮食。尽管不同的国家对于成年慢性肾脏病患者低脂、低胆固醇饮食定义不同，但都有非常明确的标准。如美国的标准为每日所摄取食物中含胆固醇在300mg以下，脂肪占总热量的30%，其中饱和脂肪酸（动物性食物中多含有饱和脂肪酸）形式提供的热量最大限度为10%，多不饱和脂肪酸（植物性食物中多含有不饱和脂肪酸）形式提供的热量占10%；而根据我国的膳食结构，将成年慢性肾脏病患者低脂、低胆固醇饮食定义为每日所摄取的膳食中胆固醇不超过300mg，脂肪不超过50g，饱和脂肪酸、单不饱和脂肪酸、多不饱和脂肪酸比例最好为1∶1∶1。由于儿童是较为特殊的一个群体，处于旺盛的生长发育期，在给予低脂、低胆固醇饮食的同时，一定要考虑儿童生长发育的需要。儿童生长发育的速度是有阶段性的，如出生后第一年和青春期是生长发育的两个高峰期，而幼儿期、学龄前期及学龄期发育速度相对较为平缓。因此，儿童的低脂、低胆固醇饮食很难制订出一个统一的标准，总的原则是既要考虑到疾病本身的需要，又要兼顾到生长发育的需要，主要强调饮食以清淡为主，不要过分限制脂类

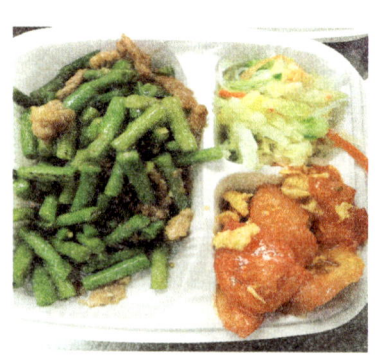

食物的摄入，但要限制肥肉、动物内脏、油炸、坚果类、巧克力等高脂肪和高热量食物的摄入。根据限制的程度，我们将低脂饮食具体划分为三种类型：

①轻度限制：脂类产热占总热量的25%以下，适用于肾脏病初期的患者、糖尿病患者等。

②中度限制：脂类产热占总热量的20%以下，适用于存在明显脂质代谢紊乱的肾脏病患者等。

③严格限制：脂类产热占总热量的15%以下。对于肾脏病患者，尤其是儿童肾脏病患者，一般不建议采用此种方法。

下面向您提供一些根据脂肪含量划分的可摄入与禁忌摄入（或少摄入）的食物：

食物种类	可摄入食物	禁忌摄入（或少摄入）食物
谷类	米饭、馒头、花卷	蛋糕、油饼
乳类	去脂乳	全脂乳
禽肉类、鱼类、蛋类	鸡肉、鱼肉、兔肉、蛋清、瘦肉、牛肉、羊肉、鱼肉、蛋清	鸡皮、带皮鸭肉、鱼子、蛋黄、肥肉、脑、肝、肾等内脏
蔬菜类	各种蔬菜	
水果类	各种水果	
豆类	黄豆及其制品	
油脂类	限量植物油	猪油、牛油、羊油

104. 何为低盐、无盐、低钠饮食？

钠是维持机体内外液体平衡的主要阳离子。当体液中钠的含量增高时，机体会保留更多的水来稀释增加的钠浓度，同时健康的肾也会通过生理效应引起排钠、排水增加，从而保持体内的水、钠平衡。如果您孩子的肾已经不健康了，患了肾脏病，导致水、钠排出量减少，过多的液体积聚在体内，就会出现水肿和高血压。所以，对于肾功能障碍的患儿来说，钠摄入要慎重。对于水肿的患儿几乎都建议采用限钠（盐）膳食。限钠实际是以限食盐为主，每克食盐含钠393mg，每克酱油含钠57mg。限钠（盐）饮食包括以下几种：

（1）低盐饮食：是指每日钠摄入量在2g左右（折算成食盐约5g），绝大部分食物本身含有相当数量的钠，所以，饮食中尽量少用食盐、酱油等调味剂。饮食中禁忌一切咸食，如酱菜、甜面酱、咸肉、腊肠以及各种荤素罐头食品等，但允许在烹制或进食中加食盐2~3g。

（2）无盐饮食：是指每日钠摄入量在1g左右，除限制低盐饮食中的食盐和酱油外，其他禁忌食物同低盐饮食。

（3）低钠饮食：低钠饮食比无盐饮食更严格，是指每日钠摄取量在500mg以下，除无盐饮食的要求外，还要限制一些含钠量高的蔬菜（每100g蔬菜含钠量在100mg以上），如茼蒿

（每100g含钠161mg）、芹菜茎（每100g含钠159mg）、小茴香（每100g含钠186mg）等。

105、什么食物含盐较多？怎样才能做到既含盐少，又能尽量保持食物的味道？

我们知道，摄入过多的盐可引起水钠潴留，造成水肿加重、体重增加和血压升高，从而增加心脏负担，严重者可导致心力衰竭。下面所列食品中，均可能含有较多的盐，如咸菜、咸鸭蛋等一些腌制品，酱、酱油、火腿、鱼子酱、薯条、午餐肉、沙拉、罐装食品、一些快餐食品、膨化食品等。以上这些只是常见的含盐较多的食品，其实在我们日常生活中含盐较多的食品还有很多，在给孩子食用前一定要留心查看食品外包装上标注的含盐量。

适当限制盐的摄入，无疑对肾脏病本身是有利的，但同时也带来另一个问题，那就是造成食物的味道变差，儿童食用时觉得无滋无味，以致食欲下降，长期下去必然会

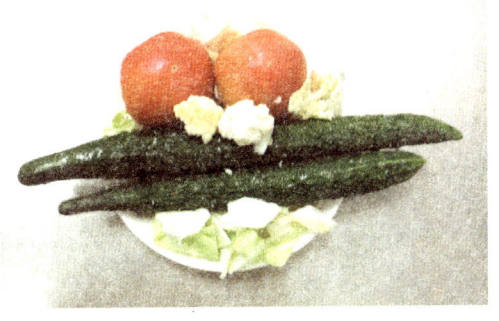

导致营养不良。那么有没有什么办法可以解决这一问题呢？我们建议，您可以尝试将一些含盐的调料换成如胡椒粉、洋葱、辣椒、醋、青椒、新鲜大蒜等。当然，这一定是要在孩子病情允许的情况下才可以尝试，病情不允许时（如有消化道症状或对某种食品过敏）一定要慎重或咨询医生。

106. 常见水果和常见食物的含水量如何？

下表是我们依据一些参考书上所提示的不同食物含水量的百分比换算出来的数据，可以让您更加直观地了解常见水果和常见食物的含水量（仅供参考）。

一些常见水果的含水量

名称	重量（g）	含水量（g）	名称	重量（g）	含水量（g）
西瓜	100	79	广柑	100	88
甜瓜	100	66	柚子	100	85
西红柿	100	90	菠萝	100	86
萝卜	100	73	橘子	100	54
栗子	100	68	香蕉	100	60
樱桃	100	67	柿子	100	58
黄瓜	100	83	杏子	100	80
苹果	100	68	桃子	100	82
梨	100	71	葡萄	100	65

第五篇 饮食与护理

一些常见食物的含水量

食物	单位	原料重量（g）	含水量（ml）	食物	单位	原料重量（g）	含水量（ml）
米饭	1小碗	50	100	面条	1小碗	100	250
	1中碗	100	240	馒头	1个	50	25
大米粥	1小碗	25	200	烧饼	1个	50	20
	1大碗	50	400	豆沙包	1个	50	34
花卷	1个	50	25	水饺	1个	10	20
油饼	1个	100	25	饼干	1块	7	2
菜包	1个	150	80	煮鸡蛋	1个	40	30
蛋糕	1个	50	25	藕粉	1大碗	50	210
油条	1根	50	12	馄饨	1大碗	100	350
松花蛋	1个	60	34	豆浆	1大杯	250	230
鸭蛋	1个	100	72	牛肉		100	69
牛奶	1大杯	250	217	羊肉		100	59
蒸鸡蛋	1大碗	60	260	大白菜		100	96
猪肉		100	29	豆腐		100	90
青菜		100	92	带鱼		100	50
冬瓜		100	97				

169

107. 患肾脏病的儿童适当限制水、盐摄入的小技巧有哪些？

我们知道肾是调节人体水、盐代谢的器官，一旦孩子患了肾脏病，水、盐代谢就会出现障碍，会出现不同程度的水肿。因此，患肾脏病的儿童应适当限制水、盐的摄入，维持液体出入量的平衡是十分重要的。对成年人来说，适当限制水、盐的摄入并不十分困难。可是，这对患肾脏病的儿童可不是一件容易的事，因为他们不太配合，尤其是年龄过小的儿童更是麻烦。在这里我们通过多年积累的临床经验给您提供一些小技巧，希望能对您有所帮助，使您的孩子尽量避免由于水、盐摄入过多造成水肿加重、血压升高等副作用。

（1）将医生允许您的孩子每天摄入的液体量分次喝，不要一次喝光。

（2）每次喝水时要慢慢地喝，最好用小量杯一小口一小口地喝，这样既可以适当减少入量，又可以降低口渴感，千万不要一饮而尽。

（3）不要给孩子吃过咸的食物，吃的盐越多，口渴的感觉就越明显。

（4）喝温度适中的水（最好是白开水），因为温度适中的水对味觉器官刺激性小，会使人感觉很舒服，从而可以更好地缓解口渴感。相反水温过热会增加口渴感。过凉会刺激

第五篇 饮食与护理

胃黏膜，造成胃部不适。

（5）体重变化是显示您孩子液体摄入量是否符合医生要求的一个最明显的指标。因此在家中应自备体重秤，每天清晨给孩子空腹称体重，它可以提示您孩子所摄入的液体量是否超标，提醒您的注意。

（6）儿童年龄小，有时会不配合，在孩子哭闹要喝水的时候，不要粗暴制止，要耐心给孩子讲道理，或者可以采用转移注意力的方法，让孩子的注意力集中在一些比较感兴趣的事情上。平时家长还应注意多陪伴孩子做一些他们喜欢做的事情（如做游戏）。不要让孩子经常一个人闲着没事做，因为闲着的时候，即使不渴有时也会想到要喝水。

（7）当医生告诉您的孩子每天应摄入的液体量时，请记住这些液体量不只是喝的水，它还包括所摄入的所有食物中的含水量，而很多食物都是含有水分的。可以毫不夸张地说：在我们日常所摄入的所有食物中，水是无处不在的。

总之，适当限制水盐摄入对肾脏病的转归是有利的。尽管控制好患肾脏病儿童的水、盐摄入是一项细致、繁琐的工作，但是只要您有信心，您一定能做好。

108. 商店里买的水杯上面标的刻度准确吗？

你会发现我们在商店里买的水杯有很多上面都标有刻

度，大多数水杯的刻度还是比较准确的。如果您的孩子目前病情较为平稳，不用非常严格地记录出入量，那么一般水杯上面标注的刻度就可以满足您的要求。但是如果您的孩子有比较明显的水肿、高血压、心肾功能不全等情况，需要严格记录每天的出入量，我们建议您到医疗用品商店或者一些专卖店去购买一种专用的小型量杯。一般来说，这种专用量杯的刻度都非常准确，用这种量杯来校正一下您孩子喝水杯子的刻度，并做上校正后的标记，这样有助于您每天准确记录孩子的水出入量。

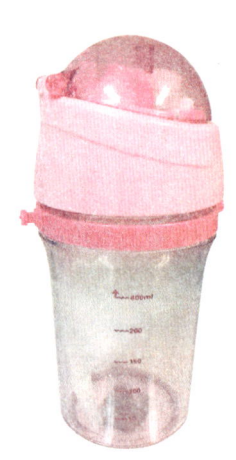

109. 您如何才能知道是否较好地控制了肾脏病患儿的体液平衡？

要准确记录您孩子每天的液体摄入量和排出量。摄入量包括：饮水量、进食食物中的含水量和静脉输入量。排出量包括：尿量、大便中液体量、有无呕吐及出汗较多的情况。

（1）注意您孩子的血压情况，如果血压升高可能提示摄入量偏多，反之则提示摄入量偏少。

第五篇 饮食与护理

（2）注意您孩子的皮肤水肿情况，摄入量过多会导致水肿加重。观察皮肤水肿最明显的部位是双眼睑及双下肢。

（3）注意您孩子的体重变化，摄入量过多会导致体重增加。

（4）请记住所谓的液体摄入量绝不只是饮水量和静脉输入量，还要包括摄入食物的含水量，而有些食物的含水量还是很多的。

总之，要记住液体摄入过多对肾脏病本身是不利的。

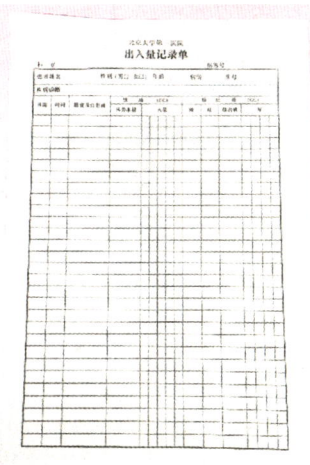

110、肾病综合征的饮食原则是什么？

总的原则是：低盐、低脂、适当低蛋白质、优质蛋白质饮食。

（1）低盐饮食：每日食盐用量不超过3～5g（约半个可乐瓶盖），或酱油10～15ml。

（2）低脂饮食：限制膳食中的脂肪含量，主要是要限制脂肪中的胆固醇含量，不论其来源如何，每日40～50g（1两左右）。以猪肉为例，一般家常炒菜中放入的肉片，大约长宽

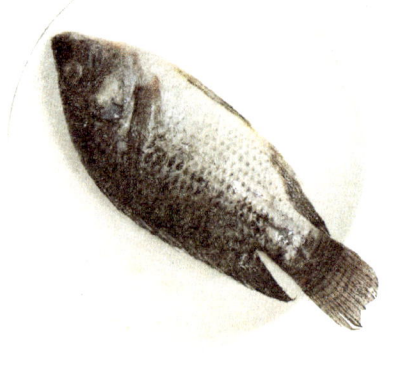

均为一寸，有4~5片即为40~50g（1两）。

（3）低蛋白质饮食：每日蛋白质的摄入量不能超过50g，为1.5~2.0g/（kg·d）。

给予低蛋白质饮食时，要注意不要过分限制蛋白质摄入，否则会影响儿童正常生长发育的需要，所以要保证能量供给必须充足，在给予低蛋白质饮食期间，主要由碳水化合物（糖类、淀粉类食物）提供热能。

（4）优质蛋白质饮食：我们知道，蛋白质分为两类，即优质蛋白质和劣质蛋白质。优质蛋白质饮食指的是其所含的必需氨基酸含量和比例与人体的蛋白质较为接近、能被人体充分利用、产生废物较少的蛋白质，能有效地减少肾负荷。在优质蛋白质饮食中，必需氨基酸含量占40%~50%。在蛋白质的分配中，优质蛋白质要占到60%，且均匀分配在一日三餐中。

优质蛋白质食物如：鸡蛋白（蛋清）、牛奶、鱼、鸡肉、瘦肉、豆类等。

为了帮助您能更好地遵循肾病综合征的饮食原则，我

第五篇 饮食与护理

们为您提供了一些常见食物的蛋白质含量。下列食物每100g（2两）中的蛋白质含量分别是：瘦猪肉16.7%、牛肉20.1%、羊肉11.3%、鸡肉21.5%、鸭肉16.5%、鱼类16%～20%、紫菜28.2%、蛋类12.7%（一个鸡蛋约含8g蛋白质）、大豆4.7%、米饭2.5%、面条2.7%、牛奶3.1%、果蔬一般均小于5%。

111. 如何做到让肾病综合征患儿在服用足量激素期间能够维持一个良好的营养状态？

糖皮质激素类药物是临床治疗肾病综合征最常用的药物。由于糖皮质激素类药物的副作用，临床会出现一个非常显而易见的问题，就是服用足量激素后会引起明显的食欲亢进。这在成年患者中不是什么大问题，因为绝大部分成年人都会了解过度饮食的危害性，因而会理智、自觉地控制饮食的摄入。但对于儿童来说就不一样了。他们由于年幼无知，经不起饥饿感的折磨，而家长有时因为不了解食欲亢进是由于药物副作用引起的，反而认为孩子越吃越多是件好事；也有的家长虽然知道食欲亢进是药物的副作用，也懂得应该合理控制孩子的饮食，但又心疼孩子，不忍心看孩子因为饥饿而哭闹不止，导致摄入量过多，并由此引发营养状态的紊乱，它可以导致肥胖，加重肾的负担，不利于疾病的转归。

那么，我们用什么方法可以做到既不让孩子过多进食，同时又不让孩子感到过于饥饿呢？办法还是有的。我们可以想一想，只有身体内的热量过多才会导致肥胖，而产生热量的三大营养物质是脂肪、蛋白质和碳水化合物，其他食物如蔬菜（萝卜、冬瓜、黄瓜、西红柿）等，所含热量很低，但却能增加饱腹感。如果能在饭前进食一些此类食物，可能会使孩子进食含有热能的食物减少，同时又不会感觉特别饥饿。至于这种方法是否适用于您的孩子，以及选择哪些不含高热量的食物为好，还需要家长根据您孩子的实际情况定夺。

总之，如果经过医务人员和家长的积极指导与干预，使患儿在足量激素治疗期间能够维持一个良好的营养状态，使体重、皮下脂肪厚度、血压、血脂等一些相关指标控制在一个正常范围内，那么无疑对疾病的预后是有利的。由于肾病综合征是小儿泌尿系统的常见疾病之一，占儿科泌尿系统住院病例的21%，仅次于急性链球菌感染后肾小球肾炎，居第二位，并且具有病程长、易复

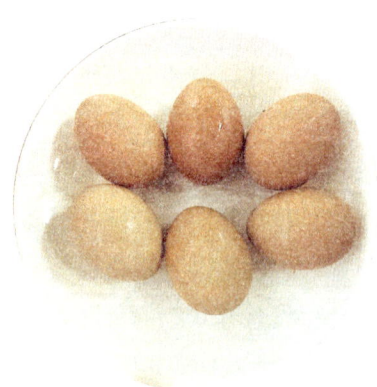

第五篇 饮食与护理

发的特点,因此,家长对患肾病综合征的儿童营养问题的关注应该是持续性的。

119. 肾病综合征儿童为什么要限制脂肪和胆固醇的摄入?如何实施?

有些家长认为:孩子生了病应该多吃肉、蛋等营养成分高的食物来"补一补"身体。而肾病综合征的患儿恰恰要限制脂肪和胆固醇的摄入。为什么肾病综合征的患儿要限制脂肪和胆固醇的摄入呢?主要是为了减轻由于本病所带来的高脂血症。首先让我们来简单地了解一下肾病综合征引起高脂血症的机制。肾病综合征患儿由于血液中的大量蛋白质从尿中丢失,直接导致血中白蛋白含量降低,引起低蛋白血症。低蛋白血症促进肝合成脂蛋白的含量相应增加,其中有些是大分子脂蛋白,因为其分子结构较大,难以从肾排出从而蓄积于患儿体内,导致高脂血症的发生。化验报告显示血清中总胆固醇、三酰甘油(甘油三酯)、低密度脂蛋白、极低密度脂蛋白升高,而高密度脂蛋白可正常或降低。如果持续的高脂血症,一方面从肾小球滤出的脂质增加,使肾负荷加重,可导致肾小球硬化和肾间质纤维化;另一方面由于持续的高脂血症使血液的黏稠度增加,从而增加血小板的聚集,可促发高凝血症及血栓栓塞等并发症,常见的如肾静脉血栓、下肢深静脉血栓、肺栓塞等，一旦出现静脉血栓，常会引起非常严重的后果，甚至危及生命。此外，还有发生冠状动脉粥样硬化性心脏病的可能（儿童较少见）。因此，患肾病综合征的儿童预防或减轻高脂血症是非常必要的，在配合医生积极治疗，及时服用降血脂和抗凝血药物的同时，家长在日常生活中注意适当控制孩子饮食中脂肪及胆固醇的摄入也是非常重要的。在烹饪菜肴的时候应选择含多不饱和脂肪酸丰富的植物油作为脂肪的来源，忌食动物油、肥肉、油炸类食物（如油炸鸡腿、油煎鸡蛋、薯条、土豆片等）、烧烤、巧克力、奶油、甜食等高脂食物，动物脂肪摄入量应少，同时应适当限制高胆固醇食物的摄入，如蛋黄、鸡皮、动物内脏等。如儿童高脂血症严重，建议在医院营养师的指导下制订出特殊食谱（治疗饮食），采用低脂、低胆固醇饮食。而低脂、低胆固醇的食物种类都有哪些，本书的其他地方已有详细介绍，此处不再复述。

113、肾病综合征患儿能喝奶类吗？

奶类是一种营养成分齐全、组成比例适宜，而且营养价值很高的天然食品。其中，牛奶是我们较常食用的奶类，市场上绝大部分奶类及奶制品都是以牛奶为原料制作而成的。牛奶中的主要成分是蛋白质、脂肪、碳水化合物以及丰富的

第五篇 饮食与护理

维生素和矿物质。尤其值得一提的是,牛奶中的蛋白质是属于易消化吸收的优质蛋白质,符合肾病综合征患儿蛋白质的摄入要求,但尽管如此,也并不是多多益善,家长应与医院的专业营养师沟通,设计出每天的饮食方案,不能超过应摄入的蛋白质量。

另外,部分孩子对乳糖是不耐受的,可适当食用一些酸奶。酸奶是鲜牛奶经过灭菌消毒后,加入乳酸杆菌发酵制成的奶制品,它不仅保存了鲜牛奶的所有优点,而且鲜牛奶中的部分乳糖变成了乳酸,酸奶中的乳糖含量低于鲜奶,很适合乳糖不耐受的肾病综合征患儿饮用,可以降低腹泻的发病率。酸奶与新鲜牛奶相比,蛋白质、钙及其他营养成分与鲜奶相当,营养丰富且易消化吸收。另外,酸奶能促进胃酸分泌,增强胃肠道的消化吸收功能,提高蛋白质、钙等营养物质的吸收利用价值。肾病综合征患儿机体抵抗力下降,感染的发生率增高,常喝酸奶可抑制肠道腐败菌的生长,能提高机体的防感染能力,降低感染性疾病的发病率。此外,肾病综合征患儿由于活动量减少,容易发生便秘,酸奶还有一定的防便秘作用。

虽然鲜奶和酸奶的好处都很多,但肾病综合征患儿的饮食中要求适当控制蛋白质的摄入,所以再一次提醒家长饮用不要过量。市场上买的奶及奶制品一定要注意保质期,要在保质期内饮用。此外,因肾病综合征患儿胃肠道较"脆弱"、易感染,故不论鲜奶还是酸奶都不应该喝太凉的,建议用温水烫一会儿再饮用,但不能烧开,以免其中的营养物质被破坏。

114. 大豆类及其制品属于优质蛋白质食品吗？适合肾脏病患儿食用吗？

我们平常所说的优质蛋白质食品,主要指的是鱼、虾、蛋、奶等动物食品,因为它们含人体必需的各类氨基酸,而且种类和比例接近人体需要,不仅营养价值高,且易于消化吸收,故称为优质蛋白质食品。自古以来,豆类及其制品在我国居民膳食营养中占有重要地位,它是植物蛋白质的重要来源,也是膳食纤维、维生素(如维生素E)、微量元素(如钙、铁、钾、锌等)、生物活性物质(如大豆异黄酮)的良好来源。那么,有的家长会问：大豆类及其制品属于植物性蛋白质,适合肾脏病患儿食用吗？其实,大豆类及其制品中,蛋白质的含量是非常丰富的,一般为35%～40%,是植物性食物中蛋白质含量最高的,甚至高过肉、蛋类,且其氨基酸的组成成分接近人体需要,故属于优质蛋白质。但大豆中存在一些抗营养因素,这些因素的存在影响了人体对其中某些营养素的吸收,若采取一些措施,将大豆制成各类豆制品,如豆浆、

第五篇 饮食与护理

豆腐、豆芽、豆腐干等，便可消除这些不利因素，从而变得易消化吸收，是我国居民喜欢的食物。肾脏病患儿由于对蛋白质的摄取是有特殊要求的，应以适量动物性蛋白质为主，也可适当用大豆及其制品代替部分动物性蛋白质，但不建议完全替代；另外，大豆脂肪含量为15%～20%，绝大多数为不饱和脂肪酸，因此是高血脂患儿的理想食品，所以可适当进食大豆及其制品；大豆中还含有丰富的大豆异黄酮，大豆异黄酮可显著降低总胆固醇、低密度脂蛋白、极低密度脂蛋白等，可提高高密度脂蛋白（高密度脂蛋白升高对人体有利），因此大豆异黄酮具有很强的降脂作用，适当进食大豆有一定的预防和治疗高脂血症的作用。总的来说，肾脏病患儿适当进食大豆及其制品对身体是有好处的，可适量食用，但要注意烹饪方法。

115. 肾脏病患儿能吃鸡蛋吗？怎样吃才科学？

鸡蛋是许多孩子比较喜欢的食物。鸡蛋含有较高的营养价值，鸡蛋的蛋白质中含有人体所需的各种氨基酸，是最理想的天然优质蛋白质。鸡蛋中还含有比奶类含量多的脂肪，主要集中在蛋黄中。除此之外，鸡蛋中也含维生素及多种矿物质（如铁、磷、钙等）。食用鸡蛋可增强机体免疫功能，对肾脏病患儿来说适当食用还是有好处的。但由于鸡蛋的蛋黄中含有较为丰富的脂肪和胆固醇，大量食用可加重高脂血症，所以肾脏病患儿不宜大量食用，如孩子非常喜欢吃鸡蛋，建议少吃蛋黄，多吃一些蛋清。

鸡蛋是大众喜爱的食品，食用的方法很多，可以蒸、煮、煎、炒等。其中煎炸方法损失的维生素较多，建议蒸或煮的方法比较好，切记不可生食鸡蛋。

116. 肾脏病患儿能吃膨化食品吗？

膨化食品是大部分儿童喜爱的食物，超市中的膨化食品可谓是种类繁多。因其保质期长，比一般熟食耐储存、形状色泽诱人，并且口感咸香酥脆，因肾脏病患儿限制盐的摄入，膨化食品一定程度上能改善患肾脏病患儿因长期进食清淡饮食导致的食欲下降，但就膨化食品的制作原料和制作方法而言，对于患肾脏病的儿童，我们还是建议尽量少吃，其原因是：很多种膨化食品的主要成分无外乎是面粉、精盐、油、小苏打、酵母及多种香精等，制作过程中需经过高温烘烤，因膨化食品为保证口味，都要加入精盐，致使含钠量增加，与一般面食相比，膨化食品的含盐量是非常高的，不符合肾脏病患儿限制盐摄入量的要求，大量食入后，可使肾脏病患儿的血压升高、水肿加重，所以肾脏病患儿不建议吃膨化食品，尤其是有高血压、水肿的肾脏病患儿更应注意。另

第五篇 饮食与护理

外，苏打饼干在加工过程中，由于必须高温烘烤，会产生丙烯酰胺，国际癌症研究机构已将丙烯酰胺归为很可能对人类致癌的物质，为了疾病尽快痊愈、保持身体健康，最好别随意吃膨化食品。

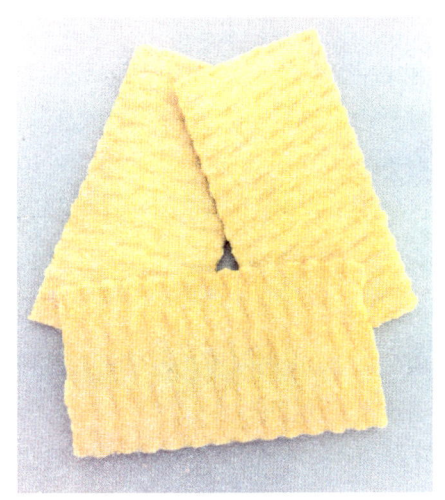

117. 肾脏病患儿能喝汤或粥吗？哪一种更适合肾脏病患儿？

汤或粥都是人们比较喜欢的食物，汤的种类丰富，而粥一般仅指米粥、豆粥之类。对身体健康的人来说，喝汤或喝粥是一件非常平常的事情。但对于肾脏病患儿来说就不那么简单了。对于很多饱受病痛困扰、身体状况极差，或处于疾病恢复期的人来说，我们在烹调菜肴的过程中都习惯做汤，饭后喝碗汤，会感觉很舒服，汤或粥无疑是调养身体的首选食物。至于这两种"美味佳肴"，肾脏病患儿能不能"享用"，相比之下哪一种更适合肾脏病患儿，我们不妨做一个详细的比较。对于肾脏病患儿来说，由于长期疾病困扰，很多家长都想通过饮食来调养孩子的身体，但值得一提的是，肾脏病患儿不宜喝肉汤，如排骨汤、牛肉汤、乌鸡汤等，主要原因是：

（1）不论汤或粥，它们的主要成分都是水，对于有水肿、高血压的肾脏病患儿，如大量食用将会导致水肿加重、血压升高。

（2）饭后喝汤，容易冲淡胃液，引起消化不良，而喝粥则基本无此影响。

（3）肉汤中含有大量的脂肪、嘌呤及游离氨基酸，对于有高脂血症的肾脏病患儿不利。大量的嘌呤进入机体，还可升高血尿酸，引起或加重高尿酸血症。

（4）在烹调汤的过程中，我们会加入食盐，喝汤的同时也摄入钠，不利于疾病的恢复，而烹调粥的时候，一般不会加入食盐。

（5）是不是肾脏病患儿就不能喝汤呢？当然不是，如果病情允许的话可以喝蔬菜汤，也可以适当喝一些蛋花汤，但汤应以清淡为宜。

总之，肾脏病患儿每天喝的汤或粥的量应记入液体总入量。有水肿、高血压的肾脏病患儿不宜喝汤或粥，但也因人而异。如果对液体入量不是严格限制，可以二选一的话，我们建议多喝粥、少喝汤。因为粥既"养胃"，又是

"纯口味"，不含盐、脂肪等物质，更加符合中医所说的"养生之道"。

118. 肾脏病患儿适合吃酸辣、刺激性调味品吗？

我们日常所吃的饭菜中除了盐以外，还会放其他一些调味品使食物更美味以增进食欲，常见的有葱、蒜、醋等。这些食品都有它们特殊的功效和人体必备的营养物质。首先说葱，它有解毒调味、预防风寒、舒张血管、降低血压等功效；蒜中含有2%的大蒜素，有较强的杀菌作用，同时也可以保护心血管、降血脂；而食醋更是含有很多的营养物质和微量元素，醋具有促进消化，杀灭病菌，软化血管，降低血压、血脂，增强肝功能，促进新陈代谢的作用。肾脏病患儿在消化功能允许的前提下，科学、合理地食用这些调味品，对身体健康是有好处的。

那么对于肾脏病患儿这个较为特殊的人群来说，有些家长认为这些调味品的刺激性大，所以不敢给孩子吃。其实不必过分紧张，肾脏病患儿适量、科学地吃一些调味品，对增进食欲、增强体质是有好处的。

由于肾脏病患儿需要限制盐的摄入，由于低盐（或无盐）饮食大大降低了食物的味道，影响儿童食欲，如时间太长，容易造成孩子营养不良，所以适当地使用这些调味品来调节食物的味道，也是不错的选择。

虽然我们前面说了这些调味品有很多好处，但不是多多益善，吃得越多越好。我们提倡一定要科学、合理地食用。在日常生活中，切忌一次吃得过多，不论任何食物，无节制地摄取都是不科学的，会引起很多不良反应：如食用过多或食用不当（如空腹）可以损伤胃黏膜，由于此类食物对胃黏膜刺激性较强，因此胃溃疡患儿不宜食用，以免加重溃疡病；胃酸分泌多、食管反流的患儿也不建议食用，以免造成胃黏膜损伤加重；另外，本身就低血压的患儿也不宜食用，因为此类食物都有降低血压的作用，食用后会导致血压进一步降低。

119. 为什么医生会要求肾脏病患儿控制液体入量？

健康的肾可以通过清除血液中过量的水分来保持体液平衡。即使你饮用了大量的水，我们健康的肾都会产生更多的尿液来排出体外，因此，不论我们饮水多少，我们体内的液体量都是保持在一个相对恒定的状态，健康的人没有为此担心过。但是当肾出了问题以后，肾调节体液平衡的功能出现了"障碍"，如再不加限制地饮水，它们就会积聚在体内，引起水肿加重、血压升高，甚至影响心功能。因此，医生会适时告诉你需要控制孩子的液体入量。也就是说，如果因肾脏病导致尿量减少，那么，孩子每天允许的液体摄入量应取

第五篇 饮食与护理

决于每天的尿量。这一点需要父母们格外重视,体液过多对肾脏病的恢复是不利的,而且使孩子感到不舒服。

120. 如何做好急性链球菌感染后肾小球肾炎患儿的饮食护理?

急性链球菌感染后肾小球肾炎(简称急性肾炎)大多是由A族乙型溶血性链球菌感染后引起的免疫复合物性肾小球肾炎。多数儿童有前驱感染病史,如上呼吸道感染(俗称感冒)或皮肤感染,经1~3周后,即出现典型临床表现,如水肿、少尿、血尿、高血压。本病无特异治疗方法,主要是对症、支持治疗为主,其中支持治疗中的饮食治疗对疾病的恢复起到重要作用。急性肾炎患儿无水肿、高血压时,不必限制水盐的摄入,如出现水肿、高血压时,应限制水盐的摄入,每天液体的总入量为前一天(24小时)的排尿量加500~800ml,总液体量包括食物中水量(如牛奶、粥、菜汤等)加饮水量,食盐以60mg/(kg·d)为宜,禁用食盐腌制品,如咸菜、酱菜、咸肉、香肠等;尽量少食含钠丰富的蔬菜,如芹菜、菠菜、油菜、空心菜、茴香等,病情好转、水肿消退、血压恢复正常后,可由低盐饮食逐渐过渡为正常饮食。遇急性肾炎患儿持续少尿或无尿时,还应严格控制钾的摄入,避免食用含钾丰富的蔬菜和水果,如香菇、鲜菇、红枣、豆类、贝类等。如急性肾炎血尿素氮、肌酐升高者，要求控制蛋白质的摄入，可给优质动物蛋白质0.5g/(kg·d)，如瘦猪肉、鸡肉、鱼肉、鸡蛋、牛奶等动物性优质蛋白质食物，忌食植物蛋白质如豆类及其制品。脂肪的摄入不必严格限制，但要少食动物脂肪（如猪油）和油煎炸食物。为了保证急性肾炎患儿全天热量的供给充足，除进食米、面粉类食物外，还可适当给予蜂蜜、白糖、甜点等食物，同时供给充足的维生素，如多食蔬菜和水果。忌食辛辣、刺激性食物，如辣椒、姜、蒜、花椒等，以及酒、茶、咖啡等。少食动物肝、肾等内脏，因其含核蛋白较多，代谢产物中含有较多的嘌呤和尿酸，需经肾排出，可增加肾负担。疾病恢复期可以选用有滋补作用的食物，如红枣、桂圆、莲子、银耳等。

121、得了肾炎是否都要忌盐？

盐对我们日常生活来说太重要了，健康的人可能体会不到，能正常吃盐是一件多么幸福的事情，没有盐的饭菜是没什么味道的，会让人觉得没食欲。如果得了肾炎，特别是在急性期有少尿及水肿时，是一定要限制盐的摄入的。因为它可以加重水的潴留，使水肿加重。因此，当有水肿、高血压时，限盐是非常必要的。孩子可吃低盐甚至无盐饮食，这样有利于水肿的消退和疾病的恢复。但并不是一直持续忌盐，

第五篇 饮食与护理

当疾病恢复、水肿消退、血压平稳时，可逐渐加些盐，这样可增进孩子的食欲，有利于疾病恢复。限盐的办法是在做菜时先不加盐或酱油，先把孩子的菜盛出，在吃的时候当面加少许盐或酱油以提高孩子的食欲。如病情许可的话还可以加一些其他的调味品以增进食欲。当病情完全稳定后就可以不限盐了。但我们建议最好口味清淡些，少吃盐是有好处的，可以降低肾的负荷。如平常孩子口味很重，则是一个不太好的生活习惯。

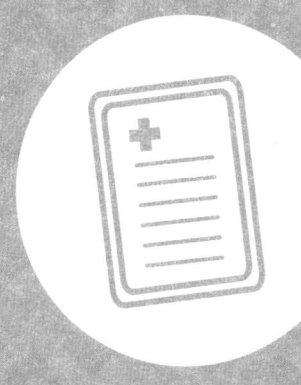

附录

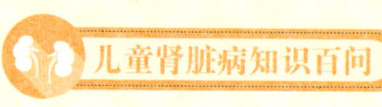

附录一：0～18岁儿童身高、体重的百分位数标准值

年龄(岁)	男 体重(kg)			男 身高(cm)			女 体重(kg)			女 身高(cm)		
	P_3	P_{50}	P_{97}	P_3	P_{50}	P_{97}	P_3	P_{50}	P_{97}	P_3	P_{50}	P_{97}
0.0	2.62	3.32	4.12	47.1	50.4	53.8	2.57	3.21	4.04	46.6	49.7	53.0
0.5	6.80	8.41	10.37	64.0	68.4	73.0	6.34	7.77	9.59	62.5	66.8	71.2
1.0	8.16	10.05	12.37	71.5	76.5	81.8	7.70	9.40	11.57	70.0	75.0	80.2
1.5	9.19	11.29	13.90	76.9	82.7	88.7	8.73	10.65	13.11	76.0	81.5	87.4
2.0	10.22	12.54	15.46	82.1	88.5	95.3	9.76	11.92	14.71	80.9	87.2	93.9
2.5	11.11	13.64	16.83	86.4	93.3	100.5	10.65	13.05	16.16	85.2	92.1	99.3
3.0	11.94	14.65	18.12	89.7	96.8	104.1	11.50	14.13	17.55	88.6	95.6	102.9
3.5	12.73	15.63	19.38	93.4	100.6	108.1	12.32	15.16	18.89	92.4	99.4	106.8
4.0	13.52	16.64	20.71	96.7	104.1	111.8	13.10	16.17	20.24	95.8	103.1	110.6
4.5	14.37	17.75	22.24	100.0	107.7	115.7	13.89	17.22	21.67	99.2	106.7	114.7
5.0	15.26	18.98	24.00	103.3	111.3	119.6	14.64	18.26	23.14	102.3	110.2	118.4
5.5	16.09	20.18	25.81	106.4	114.7	123.3	15.39	19.33	24.72	105.4	113.5	122.0
6.0	16.80	21.26	27.55	109.1	117.7	126.6	16.10	20.37	26.30	108.1	116.6	125.4
6.5	17.53	22.45	29.57	111.7	120.7	129.9	16.80	21.44	27.96	110.6	119.4	128.6
7.0	18.48	24.06	32.41	114.6	124.0	133.7	17.58	22.64	29.89	113.3	122.5	132.1
7.5	19.43	25.72	35.45	117.4	127.1	137.2	18.39	23.93	32.01	116.0	125.6	135.5
8.0	20.32	27.33	38.49	119.9	130.0	140.4	19.20	25.25	34.23	118.5	128.5	138.7
8.5	21.18	28.91	41.49	122.3	132.7	143.6	20.05	26.67	36.69	121.0	131.3	141.9

附录

年龄(岁)	男						女					
	体重(kg)			身高(cm)			体重(kg)			身高(cm)		
	P_3	P_{50}	P_{97}	P_3	P_{50}	P_{97}	P_3	P_{50}	P_{97}	P_3	P_{50}	P_{97}
9.0	22.04	30.46	44.35	124.6	135.4	146.5	20.93	28.19	39.41	123.3	134.1	145.1
9.5	22.95	32.09	47.24	126.7	137.9	149.4	21.89	29.87	42.51	125.7	137.0	148.5
10.0	23.89	33.74	50.01	128.7	140.2	152.0	22.98	31.76	45.97	128.3	140.1	152.0
10.5	24.96	35.58	52.93	130.7	142.6	154.9	24.22	33.80	49.59	131.1	143.3	155.6
11.0	26.21	37.69	56.07	132.9	145.3	158.1	25.74	36.10	53.33	134.2	146.6	159.2
11.5	27.59	39.98	59.40	135.3	148.4	161.7	27.43	38.40	56.67	137.2	149.7	162.1
12.0	29.09	42.49	63.04	138.1	151.9	166.0	29.33	40.77	59.64	140.2	152.4	164.5
12.5	30.74	45.13	66.81	141.1	155.6	170.2	31.22	42.89	61.86	142.9	154.6	166.3
13.0	32.82	48.08	70.83	145.0	159.5	174.2	33.09	44.79	63.45	145.0	156.3	167.6
13.5	35.03	50.85	74.33	148.8	163.0	177.2	34.82	46.42	64.55	146.7	157.6	168.6
14.0	37.36	53.37	77.20	152.3	165.9	179.4	36.38	47.83	65.36	147.9	158.6	169.3
14.5	39.53	55.43	79.24	155.3	168.2	181.0	37.71	48.97	65.93	148.9	159.4	169.8
15.0	41.43	57.08	80.60	157.5	169.8	182.0	38.73	49.82	66.30	149.5	159.8	170.1
15.5	43.05	58.39	81.49	159.1	171.0	182.8	39.51	50.45	66.55	149.9	160.1	170.3
16.0	44.28	59.35	82.05	159.9	171.6	183.2	39.96	50.81	66.69	149.8	160.1	170.3
16.5	45.30	60.12	82.44	160.5	172.1	183.5	40.29	51.07	66.78	149.9	160.2	170.4
17.0	46.04	60.68	82.70	160.9	172.3	183.7	40.44	51.20	66.82	150.1	160.3	170.5
17.5	46.61	61.10	82.88	161.1	172.5	183.9	40.58	51.31	66.86	150.3	160.5	170.6
18.0	47.01	61.40	83.00	161.3	172.7	183.9	40.71	51.41	66.89	150.4	160.6	170.7

注：表中年龄为整岁龄，如0.5指半岁（即6月龄），7.5岁为7岁半整。摘自：李辉，季成叶，宗心南，等．中国0~18岁儿童、青少年身高和体重的标准化生长曲线．中华儿科杂志，2009，7（47）：490．

附录二：各年龄心率平均值及范围（次/分）

年龄	平均值	最小~最大值
出生~	127.9	88~158
2天~	116.5	85~162
8天~	146.0	115~172
1月~	139.5	111~167
4月~	130.0	105~158
7月~	124.8	109~154
1岁~	119.2	85~187
3岁~	108.8	75~133
4岁~	100.8	71~133
6岁~	91.7	68~125
8岁~	88.9	64~123
11岁~	82.3	52~115
男 12~14岁	77.4	58~102
女 12~14岁	87.3	55~109

（摘自：胡亚美，江载芳. 诸福棠实用儿科学. 7版. 北京：人民卫生出版社，2008.）

附录三：各年龄平均血压

中国男性儿童青少年血压参照标准(mmHg)

年龄(岁)	SBP				DBP-K4				DBP-K5			
	P_{50}	P_{90}	P_{95}	P_{99}	P_{50}	P_{90}	P_{95}	P_{99}	P_{50}	P_{90}	P_{95}	P_{99}
3	90	102	105	112	57	66	69	73	54	66	69	73
4	91	103	107	114	58	67	70	74	55	67	70	74
5	93	106	110	117	60	69	72	77	56	68	71	77
6	95	108	112	120	61	71	74	80	58	69	73	78
7	97	111	115	123	62	73	77	83	59	71	74	80
8	98	113	117	125	63	75	78	85	61	72	76	82
9	99	114	119	127	64	76	79	86	62	74	77	83
10	101	115	120	129	64	76	80	87	64	74	78	84
11	102	117	122	131	65	77	81	88	64	75	78	84
12	103	119	124	133	66	78	81	88	65	75	78	84
13	104	120	125	135	66	78	82	89	65	75	79	84
14	106	122	127	138	67	79	83	90	65	76	79	84
15	107	124	129	140	69	80	84	90	66	76	79	85
16	108	125	130	141	70	81	85	91	66	76	79	85
17	110	127	132	142	71	82	85	91	67	77	80	86

中国女性儿童青少年血压参照标准(mmHg)

年龄(岁)	SBP				DBP-K4				DBP-K5			
	P_{50}	P_{90}	P_{95}	P_{99}	P_{50}	P_{90}	P_{95}	P_{99}	P_{50}	P_{90}	P_{95}	P_{99}
3	89	101	104	110	57	66	68	72	55	66	68	72
4	90	102	105	112	58	67	69	73	56	67	69	73
5	92	104	107	114	59	68	71	76	57	68	71	76
6	93	106	110	117	61	70	73	78	58	69	72	78
7	95	108	112	120	62	72	75	81	59	70	73	79
8	97	111	115	123	63	74	77	83	60	71	74	81
9	98	112	117	125	63	75	78	85	61	72	76	82
10	99	114	118	127	64	76	80	86	62	73	77	83
11	101	116	121	130	65	77	80	87	64	74	77	83
12	102	117	122	132	66	78	81	88	65	75	78	84
13	103	118	123	132	66	78	81	88	65	75	78	84
14	104	118	123	132	67	78	82	88	65	75	78	84
15	104	118	123	132	67	78	82	88	65	75	78	84
16	104	119	123	132	68	78	82	88	65	75	78	84
17	105	119	124	133	68	78	82	88	66	76	78	84

注:1mmHg=0.133kPa,SBP:收缩压,DBP:舒张压。P_{50}被用于比较不同人群之间的血压值,血压值为P_{90}或低于P_{90}为正常血压,血压值高于P_{95}但低于P_{99}为高血压,血压值等于或高于P_{99}为严重高血压。摘自:米杰.中国儿童青少年血压参照标准的研究制定.中国循证儿科杂志,2010,5(1):4-14.

附录四：血液一般检查正常值

项 目		年 龄	正常值	
		法定单位	旧制单位	
红细胞	新生儿	$(5.2\sim6.4)\times10^{12}/L$	$(5.2\sim6.4)\times10^9/mm^3$	
	婴儿	$(4.0\sim4.3)\times10^{12}/L$	$(4.0\sim4.3)\times10^9/mm^3$	
	儿童	$(4.0\sim4.5)\times10^{12}/L$	$(4.0\sim4.5)\times10^9/mm^3$	
血红蛋白	新生儿	$180\sim190g/L$	$18\sim19g/dl$	
	婴儿	$110\sim120g/L$	$11\sim12g/dl$	
	儿童	$120\sim140g/L$	$12\sim14g/dl$	
细胞压积	1天	$0.48\sim0.69$	$48\%\sim69\%$	
	2天	$0.48\sim0.75$	$48\%\sim75\%$	
	3天	$0.44\sim0.72$	$44\%\sim72\%$	
	~2个月	$0.28\sim0.42$	$28\%\sim42\%$	
	6~12岁	$0.35\sim0.45$	$35\%\sim45\%$	
白细胞	新生儿	$20\times10^9/L$	$20,000/mm^3$	
	婴儿	$(11\sim12)\times10^9/L$	$11,000\sim12,000/mm^3$	
	儿童	$(8\sim10)\times10^9/L$	$8000\sim10,000/mm^3$	
白细胞分类				
中性粒细胞比例	新生儿~婴儿	$0.31\sim0.40$	$31\%\sim40\%$	
	儿童	$0.50\sim0.70$	$50\%\sim70\%$	

项目	年龄	正常值	
		法定单位	旧制单位
淋巴细胞比例	新生儿~婴儿	0.40~0.60	40%~60%
	儿童	0.20~0.40	20%~40%
单核细胞比例	2~7天	0.12	12%
	其后	0.01~0.08	1%~8%
嗜酸性粒细胞比例		0.005~0.05	0.5%~5%
嗜碱性粒细胞比例		0~0.0075	0%~0.75%
网织红细胞比例	新生儿	0.03~0.06	3%~6%
	儿童	0.005~0.015	0.5%~1.5%
血小板		$(100\sim300)\times10^9/L$	$(100\sim300)\times10^6/mm^3$
HbA		>0.95	>95%
HbA2		<0.02	<2%
HbF	1天	0.63~0.92	63%~92%
	5天	0.65~0.88	65%~88%
	3周	0.55~0.85	55%~85%
	6~9周	0.31~0.75	31%~75%
	3~4月	<0.02~0.59	<2%~59%
	6个月	<0.02~0.09	<2%~9%

(摘自：沈晓明，王卫平. 儿科学. 7版. 北京：人民卫生出版社，2010.)

主要参考文献

1. 杨霁云,白克敏.小儿肾脏病基础与临床.北京:人民卫生出版社,2000.
2. 丁洁.实用儿科肾脏病学——最新实践进展.北京:北京大学医学出版社,2007.
3. 王海燕.肾脏病学.3版.北京:人民卫生出版社,2008.
4. 王兰,郑一宁.实用肾脏科护理及技术.北京:科学出版社,2008.
5. 沈晓明,王卫平.儿科学.7版.北京:人民卫生出版社,2010.
6. 顾景范,孙长颢.临床营养学.3版.北京:人民卫生出版社,2010.
7. 中国营养学会.中国居民膳食指南(2011年全新修订).拉萨:西藏人民出版社,2010.
8. 中国营养学会.中国居民膳食营养素参考摄入量.北京:中国轻工业出版社,2006.
9. 鲁纯静,于康,洪忠新.肾脏病的营养治疗.北京:北京师范大学出版社,2007.
10. 张友道.肾脏病诊治与营养疗法.合肥:安徽科学技术出版社,2009.
11. 邓丽丽,刘旭生.肾脏病居家饮食与调养.北京:化学工业出版社,2011.
12. 黎磊石,刘志红.肾脏病临床集锦.北京:科学文献技术出版社,2008.
13. 李荣山,刘新艳.肾脏病并发症.北京:军事医学科学出版社,2009.
14. 李学旺.肾脏病400个怎么办.2版.北京:中国协和医科大学出版社,2010.
15. 赵砚池.知名专家细说肾脏病.合肥:安徽科学技术出版社,2010.
16. 盛蔚文,肖婧,叶志斌.看看专家怎么说肾脏病问题.上海:上海远东出版社,2010.
17. 孙孟里.临床营养学.北京:北京大学医学出版社,2003.
18. 莫双红,党西强,何小解,等.小儿肾穿刺377例的护理分析.医学临床研究,2006,23(9):1518.
19. 王建荣,窦志艳.小儿经皮肾穿刺活检术69例护理.中国误诊学杂志,2005,5(12):2374.
20. 齐爱华,曹荣,牛学红.经B超引导小儿肾穿刺活检的配合与护理.家庭护士,2006,12(57):3.
21. 蒋静蓉.小儿腹膜透析的护理.广西医学院学报,1993,10(2):245.
22. 潘德华,李冬云.小儿腹膜透析并发症的观察及护理措施.现代护理,2009,6(20):90.

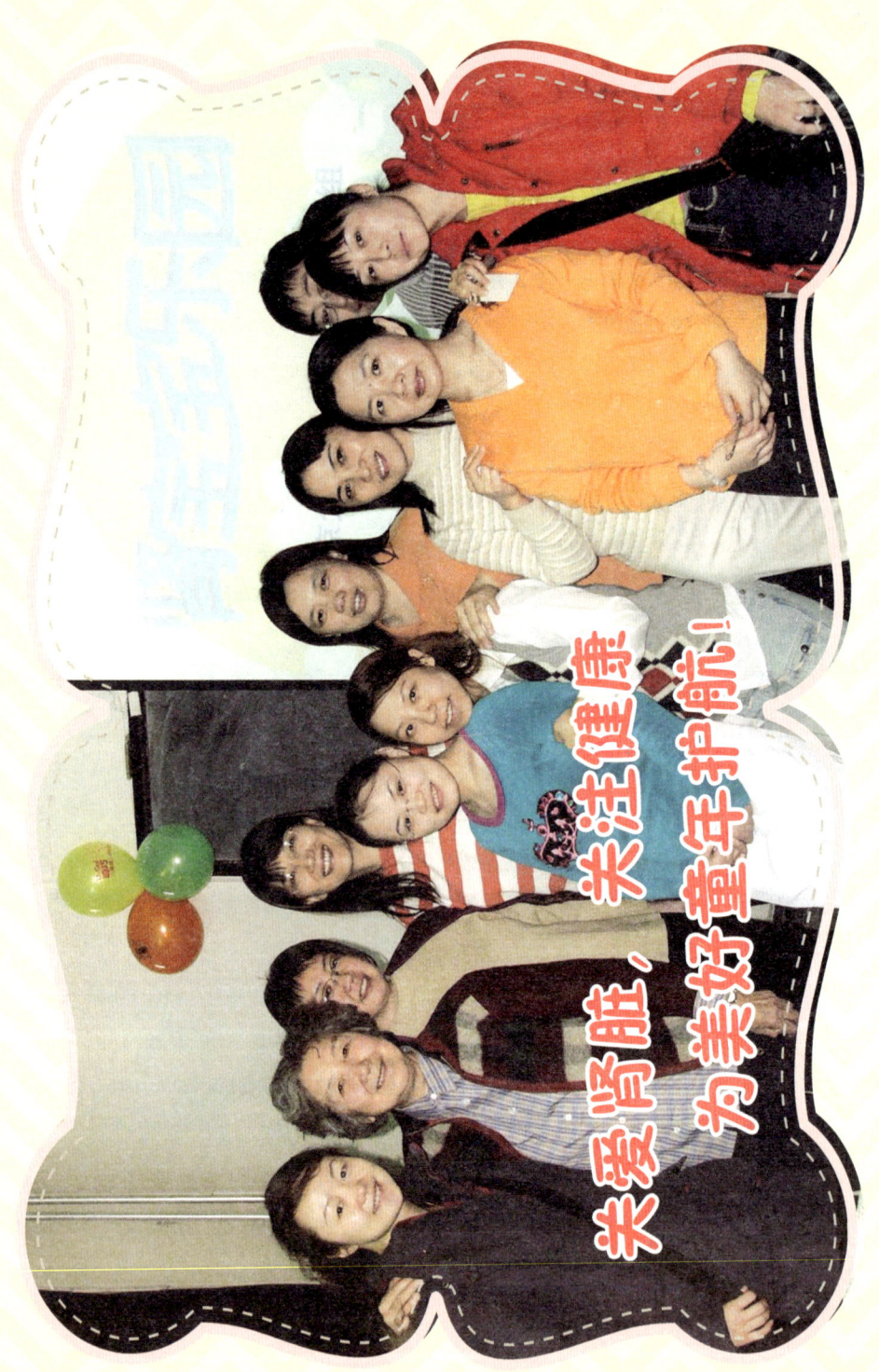